CLAUDINE FRUGIER

AU-DELÀ DE SOI

Voyage thérapeutique et spirituel en cinquième dimension

Huit témoignages
sur la médecine de l'Ayahuasca en Amazonie
chez les Indiens Shipibos-Conibos

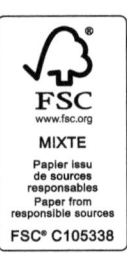

© 2017 - Claudine Frugier
Éditeur : BoD – Books on Demand,
12/14 Rond-Point des Champs Elysées 75008 Paris
Impression : BoD – Books on Demand, Allemagne

Tous droits réservés
Reproduction interdite sans autorisation de l'auteur.

Image de couverture :
Photo & illustration : Claudine Frugier

ISBN : 978-2-322-08111-0

Dépôt légal : Juillet 2017

Ayahuasca...

*La liane
qui relie le Ciel et la Terre,*

*La Madre
qui unit l'Esprit à la Matière,*

*La Plante-maîtresse
qui jette un pont entre les Mondes*

*... une médecine holistique
qui prend en compte
toutes les dimensions de l'Être.*

Sommaire

Dédicace 9

Une expérience thérapeutique chez les Shipibos-Conibos 11

Les Shipibos-Conibos et leur médecine................................ 15

L'aventure commence... 23

Huit témoignages 29

    - Claudine 31
    - Nathalie 59
    - Alexia 71
    - Jean 83
    - Françoise 97
    - Raoul 107
    - Marie-Pierre 116
    - Sylvie 133

Informations transmises par Ricardo Amaringo..................... 143

    - L'Ayahuasca 144
    - Les plantes-maîtresses 147
    - Les diètes 152

Conclusion 155

Le cadeau de la Madre 159

Ce livre est dédié

*À tous ceux
qui ont su nous relier à
l'Esprit de Mère-Nature
et à l'Esprit des Plantes.
À mes parents,
en particulier, qui ont manifesté
avec simplicité cette grande qualité.
Je leur témoigne
ma profonde reconnaissance.*

*Aux chamanes
Ricardo Amaringo
et Wiler Noriega
pour nous avoir soignés
avec les chants sacrés
et les plantes-maîtresses.*

*À mes amis, Raoul, Alexia,
Sylvie, Marie-Pierre,
Françoise, Jean et Nathalie,
qui ont accepté l'aventure
et joué le jeu vaillamment
jusqu'à son terme.*

*A Joe et Alban
pour leur expertise,
leur accompagnement
et leur disponibilité.*

*A Gabrielle,
la belle messagère.*

UNE EXPERIENCE THERAPEUTIQUE ET SPIRITUELLE CHEZ LES SHIPIBOS-CONIBOS

Ce livre, qui est à la fois un récit de voyage et un recueil de témoignages, fait suite à une expérience thérapeutique et spirituelle vécue l'été 2013 par sept personnes de ma connaissance et par moi-même. À la suite d'une rencontre étonnante, j'ai eu pour projet de partir dans la forêt amazonienne péruvienne, afin d'expérimenter la médecine traditionnelle Shipibo-Conibo.

Psychologue clinicienne de formation, les années de réflexion et d'expérimentations thérapeutiques m'ont amenée à évoluer dans ma pratique professionnelle et a m'inscrire subrepticement, mais résolument, dans le courant de la psychologie transpersonnelle, laquelle envisage l'humain dans toutes ses dimensions jusques et y compris la dimension spirituelle.

Je m'intéresse donc aux différents moyens qui permettent à l'individu de libérer son potentiel, et ce, sur les plans physique, émotionnel, mental et spirituel. Les thérapeutes sont ceux qui accompagnent l'humain dans sa métamorphose et, à ce titre, ils ont le devoir et la nécessité de clarifier leurs propres problématiques, ce qui n'est pas forcément aisé ; la tentative apparaît alors comme étant le minimum requis. Ils ont aussi, de par leur positionnement, nécessité d'incarner le changement et de remettre en cause de façon permanente leurs acquis ; bref, être une preuve vivante du chemin parcouru, et ce dans les différents secteurs de leur vie (social, affectif, familial, etc.). Il m'a donc paru intéressant de proposer à quelques thérapeutes de participer à cette démarche afin de bousculer quelque peu les représentations qu'ils se font du soin et de l'accompagnement thérapeutique, d'une part, et de favoriser également, à travers cette expérience, l'émergence de problématiques inconscientes et leur possible résolution, d'autre part. Quelques personnes, non thérapeutes, ont également été suffisamment séduites par cette aventure pour l'inscrire dans leur agenda.

Nous avons donc convenu de partir deux semaines dans un village situé dans la forêt, au nord-est du Pérou, au bord du fleuve Naynay, à une heure de route d'Iquitos, afin de rallier le centre médical et spirituel *Nihue Rao*, puis, de partir quelques jours supplémentaires en forêt, au Nord, à quelques soixante-dix kilomètres d'Iquitos afin de découvrir la faune et la flore amazonienne.

Rencontre avec une femme remarquable

L'organisation de cette expérience thérapeutique et spirituelle au Pérou fait suite à la rencontre avec une femme (que nous appellerons Gabrielle pour respecter son anonymat) qui a, chaque année durant huit ans, bénéficié de diètes de guérison et de soins traditionnels Shipibos-Conibos, lesquels ont contribué à faire très largement régresser une grave pathologie neurologique dont elle souffrait.

En août 2012, Gabrielle m'expliqua que suite à une paralysie de deux de ses membres, il y avait plusieurs années de cela, elle persistait à avoir de manière épisodique divers problèmes neurologiques handicapants. Devant mon étonnement suscité par la conjugaison du verbe être, cette jeune femme parfaitement alerte précisa qu'après la projection du documentaire *D'autres mondes* de Jan Kounen, tourné en Amazonie péruvienne sur les cérémonies chamaniques dirigées par le Maestro Guillermo Arevalo, elle pressentit qu'aller en Amazonie rencontrer ce *curandero* (guérisseur) pouvait être une chance d'aborder sa maladie autrement. La médecine occidentale l'ayant définitivement confrontée à une impasse et ne lui ayant laissé aucun espoir, elle se décida à partir pour le Pérou afin d'expérimenter auprès de ce *Maestro* des techniques thérapeutiques alors bien étranges. Ce qu'elle y vécut fut tellement bouleversant et régénérateur qu'elle y retournât chaque année pour y parfaire son travail.

Elle me relata quelques unes des expériences particulièrement interpellantes vécues lors de ses séjours successifs. J'étais saisie par sa très grande humilité et son grand respect pour les plantes maîtresses qu'elle avait absorbées, qui l'avaient enseignée et qu'elle ressentait, physiquement, à l'intérieur d'elle. À ce moment-là, elle était à Paris et terminait une diète d'apprentissage d'un an. Je ne me permettrai pas d'évoquer davantage ici, ni de dévoiler, ce qui lui appartient. La seule chose dont je peux témoigner c'est qu'aujourd'hui, les problèmes de paralysie ne font plus partie de sa vie, détail suffisamment significatif sur ce qui a été vécu par elle en Amazonie. Tout ce que Gabrielle m'expliqua alors ce jour-là suscita des frissons sur tout mon corps, du bout des doigts de pieds jusqu'au sommet de mon crâne. Cette perception sensorielle que je connaissais bien me donna le signal d'une nouvelle aube réflexive concernant mon développement spirituel. C'est ainsi que l'opportunité d'ouvrir une nouvelle porte d'évolution se présenta à moi. Je ressentis, physiquement, comme un appel très fort à expérimenter ces soins traditionnels ; mais, au-delà de mon intérêt personnel pour le sujet, je vis immédiatement l'intérêt que cela pouvait représenter de réunir plusieurs thérapeutes de ma connaissance et d'expérimenter en groupe cette médecine amazonienne. Cette approche thérapeutique proposait d'aller encore plus en profondeur dans la découverte de Soi, avec la possibilité d'expérimenter d'autres champs de conscience, d'où le titre de cet ouvrage *Au-delà de Soi*. Ce faisant, en proposant à d'autres d'y participer, cela permettait de nourrir davantage la collectivité, car tous ces enrichissements potentiels pouvaient être hautement profitables non seulement aux personnes du groupe dont les thérapeutes, mais, par capillarité, à leurs propres patients. Il me suffit alors d'envoyer un simple texto pour fédérer aussitôt quelques personnes. Dès le lendemain, elles me confirmèrent leur désir de repousser les limites du possible, augmenter leurs connaissances et expérimenter une technique de soin totalement inconnue d'elles. Je fus honorée de leur confiance.

Quelques jours plus tard, je déjeunais avec Gabrielle et Alban, alors apprenti curandero, qu'elle souhaitait me présenter. Ce dernier fut intéressé par ma démarche et fut d'accord pour venir chercher notre fine équipe à Iquitos pour rallier le centre *Nihue Rao* dans la forêt. J'invitais donc, peu de temps après, Gabrielle et Alban à intervenir lors d'une conférence-dîner que j'organisais dès septembre 2012 afin de les présenter à mes futurs compagnons de voyage. Elle raconta alors son histoire somme toute extraordinaire, évoqua les contraintes de la diète, les formalités administratives et répondit au mieux à toutes les questions légitimes de chacun. Quelques références bibliographiques et cinématographiques furent données pour répondre davantage à la curiosité exacerbée des participants puis la date de départ fût fixée définitivement quelques jours après pour fin juillet 2013. Les démarches commencèrent alors pour chacun d'entre nous : passeport et réservations de vols. Nous étions tous très heureux et impatients de vivre ce qui promettait d'être une belle aventure ; je me mis, dès ce moment, à la diète pour préparer mon organisme au mieux et ainsi faire honneur à la médecine Shipibo-Conibo. De fait, ce ne fut pas très contraignant pour moi du fait de mon mode d'alimentation déjà végétarien depuis plusieurs années et en grande partie crudivore. Nous avons réfléchi individuellement à ce que nous souhaitions nettoyer, transformer, développer, équilibrer en nous, sur un plan physique, psychique ou spirituel par l'intermédiaire de cette médecine, tout en laissant évidemment la porte ouverte aux surprises qui n'allaient pas manquer d'arriver.

Chaque participant fût sollicité afin de vérifier que les médicaments, pris au quotidien par certains, n'étaient pas antinomiques avec l'expérience thérapeutique Shipibo. Le médecin du centre, Joe Tafur, se chargea d'étudier à distance toute contre-indication potentielle. Feu vert nous fût donné.

Le prochain chapitre renseigne quelque peu sur la médecine des indiens shipibos-conibos et le mode opératoire utilisé. De nombreux ouvrages sont parus sur l'Ayahuasca et la pratique du chamanisme en Amazonie ; ils font souvent référence aux études biologiques et sociologiques menées par des scientifiques. Aussi, ces angles ayant été traités moult fois, il m'a paru opportun de proposer à la lecture un ouvrage recensant simplement les témoignages des participants avec les comptes rendus de cérémonie bruts, sans plus de commentaires, références ou analyses autres que leur propre réflexion, le matériel recueilli se suffisant à lui-même.

J'ai donc suggéré à chacun des participants de tenir un cahier, un carnet de cérémonies où seraient consignées les expériences vécues. Ces huit cérémonies et soixante-quatre expériences ont donc été relatées au jour le jour, par les participants, durant le séjour. Leurs impressions et ressentis ont été recueillis. Quatre mois après le retour, je leur ai demandé de donner leur avis sur l'expérience vécue ; de même, dix-huit mois après.

Le corpus de comptes-rendus sur le vécu des cérémonies vous est livré intégralement, simplement relu et corrigé comme les règles du secrétariat de rédaction l'exigent.

LES SHIPIBOS-CONIBOS ET LEUR MEDECINE

Qui sont les indiens Shipibos-Conibos ?

Les Shipibos-Conibos habitent le nord-est du Pérou, près d'Iquitos. Ils vivent, en partie, à proximité du fleuve Ucayali, et se nourrissent de pêche et d'horticulture. Les deux noms accolés résultent de la fusion de deux peuplades. Les missionnaires étaient présents dans cette zone dès le dix-septième siècle et les contacts ont parfois été violents avec le monde occidental. Malgré cela, les traditions séculaires de cette ethnie ne se sont pas délitées. Dans les années 1970, la médecine traditionnelle shipibo-conibo s'est trouvée dynamisée par l'intérêt que les Occidentaux lui portaient. Aujourd'hui, une trentaine de guérisseurs reconnus officiellement pratiquent cette médecine traditionnelle pour une population indigène qui regroupe environ vingt-cinq mille personnes.

La médecine Shipibo-Conibo

Cette médecine traditionnelle est très éloignée de notre vision occidentale du monde et elle s'inscrit dans une cosmogonie spécifique. En effet, les arbres sont pour les Indiens Shipibos-Conibos, des microcosmes qui abritent une multitude d'êtres avec lesquels ils communiquent et les plantes sont des maîtres avec lesquels ils établissent un dialogue et qui dispensent enseignements et soins. Cette médecine est donc pratiquée avec certaines plantes-maîtresses de la *selva* (forêt), des plantes médicinales qui sont prescrites spécifiquement en fonction de chaque patient par un curandero (guérisseur) à des fins de guérison physique, émotionnelle, mentale et spirituelle car, chez les Shipibos, l'aspect spirituel n'est pas dissocié des autres dimensions de l'Être. Ces pratiques, dites chamaniques en occident, sont donc dispensées par un *chamane* bien que le terme chamane paraisse inadapté puisque désignant spécifiquement le médecin traditionnel de Sibérie. Le chamane a la capacité à faire le lien entre les dimensions, il entre en contact avec les esprits des humains décédés, des entités astrales, de l'Esprit des animaux, des élémentaux. Il intercède auprès d'eux en faveur des humains qui en ont besoin. Au Pérou, le terme qui convient est curandero. Tous les curanderos n'ont pas le même niveau d'évolution, ni les mêmes capacités à communiquer avec les différents êtres de leur cosmogonie. Certains interprètent les rêves et leurs symboles, consomment la plante sacrée Ayahuasca tandis que d'autres, plus rares, n'utilisent ni les rêves, ni l'ingestion des plantes psychotropes : ils rencontrent directement les Êtres subtils de la forêt grâce à leur haut niveau d'évolution spirituelle ; mais ceci est vrai dans le monde entier pour toute personne qui choisit ce chemin d'évolution. Ricardo Amaringo, le chamane que nous allons rencontrer et qui conduira nos cérémonies, opère lui-même un distinguo entre les termes de curandero et chamane, considérant que le second est plus développé que le premier. La vision shipibo-conibo de la maladie ne correspond pas à la nôtre. Ils considèrent que la maladie résulte d'attaques réalisées sur un plan subtil par des entités malfaisantes ; entités qu'il s'agit, pour le curandero, de combattre de manière offensive ou bien de réussir à les convaincre de cesser leurs attaques tandis que, pour nous, la maladie résulte de dysfonctionnements internes biologiques d'origine souvent multifactorielle (génétique, épigénétique : environnemental, social, alimentaire, psychologique, etc.).

La diète préparatoire

Des restrictions alimentaires et sociales avant, pendant et après le séjour sont obligatoires pour optimiser les bienfaits de l'énergie curative des plantes qui seront diétées et pour éviter certains troubles physiques désagréables. Avant de venir se faire soigner chez les indiens Shipibos-Conibos, l'alimentation occidentale de celui qui veut expérimenter cette médecine, ne doit plus contenir de viandes rouges, sucre, sel, poivre, alcool, café, condiments, fruits secs, algues, produits laitiers… a minima une vingtaine de jours avant la rencontre (recommandations de notre chamane). Seuls les poissons, viandes blanches, œufs, bananes, pommes, poires, betteraves, céréales, concombres, huile d'olive sont autorisés. Les drogues et activités sexuelles sont proscrites durant toute la phase préparatoire et le temps du processus thérapeutique au Centre, ceci afin de conserver notre intégrité énergétique. La purification corporelle du patient commence déjà par cette diète qui permet d'éliminer en amont les déchets toxiques du corps. Des restrictions, monodiètes, diètes et autres carêmes se retrouvent également dans différentes traditions religieuses ou spirituelles de par le monde ; elles vont parfois jusqu'à la suppression complète des protéines animales voire même imposent le jeûne complet, ce qui n'est donc pas le cas ici.

Ricardo Amaringo, notre chamane

Un contact a été établi par nous en septembre 2012 avec le guérisseur traditionnel Maestro Ricardo Amaringo, curandero-ayahuasquero qui accepte, comme il le précise, "de partager sa médecine avec ceux des Occidentaux qui sont prêts à la recevoir". Riche d'une expérience de plus de vingt-sept années de pratiques quasi quotidiennes, il témoigne ainsi de la connaissance ancestrale des plantes médicinales et d'une profonde maîtrise des chants magiques nommés *icaros*, héritage du peuple Shipibo-Conibo. Il assista Maestro Guillermo Arevalo durant plus de dix années.

L'entretien de groupe

Peu après notre arrivée dans le village, Maestro Ricardo reçoit le groupe dans la *maloca* (lieu de cérémonie) et s'entretient avec chacune des personnes qui souhaite bénéficier de sa médecine. Il demande aux intéressés quelles sont leurs intentions de guérison, ce qu'ils attendent des soins, ce sur quoi ils veulent travailler.
Tout ceci a déjà fait l'objet d'une longue réflexion en amont pour chacun d'entre nous. Puis, dans un second temps, Maestro Ricardo peut se connecter aux *plantes-médecines* pour privilégier tel ou tel axe de traitement, notamment concernant la prescription de la plante à diéter chaque jour, selon que la personne est dans une simple démarche de découverte, de nettoyage profond ou avec l'intention de prendre le chemin de la maîtrise en se formant au *curandérismo*.

La purge

Cette étape préalable consiste en un nettoyage profond favorisé par l'ingestion d'une plante amère et purgative préparant le corps et l'Esprit à bénéficier au maximum du processus de soin. Cette purge, nommée Azucena, permet de se préparer adéquatement aux cérémonies qui vont s'ensuivre. Ce cocktail d'accueil douceâtre est donc péniblement ingéré par les participants et ce, quasiment dès leur arrivée.

La diète

Différentes plantes maîtresses et médicinales sont prescrites par le curandero suite aux entretiens personnalisés, en fonction de l'intention de guérison et de progression des patients. La diète donne lieu à une cérémonie d'ouverture et également à une cérémonie de fermeture. Une plante est donc attribuée à la personne et elle doit se rendre à la maison de médecine située dans le Centre, chaque jour à 16 heures, pour prendre la préparation qui lui a été prescrite par le chamane.

Les cérémonies

Quatre fois par semaine, des cérémonies traditionnelles de soins shipibos-conibos sont conduites par Maestro Ricardo. La cérémonie commence le soir et a lieu dans le noir. Ces cérémonies, avec (ou sans, parfois) ingestion par le patient du breuvage sacré Ayahuasca, sont à appréhender avec humilité et respect pour le travail de guérison mené conjointement par le curandero et les plantes. Il est nécessaire de mener une saine discipline quant aux recommandations de diète afin de favoriser, lors des cérémonies, une réceptivité optimale des soins prodigués en fonction de l'intention de guérison du participant, lequel peut également être amené à prendre une douche d'eau de plantes ou de fleurs entre chaque cession.

Durant les cérémonies, beaucoup de choses s'évacuent par la sueur, les larmes, les vomissements, etc. Certaines personnes vomissent très peu ou pas du tout et d'autres peuvent vomir énormément pendant une grande partie de la cérémonie... tout le monde n'a pas la même histoire, les mêmes problématiques enkystées ou encore le même contrôle. Le fait que certaines personnes soient déjà dans une démarche d'évolution, en ayant effectué de nombreux nettoyages psychiques, physiques, mentaux, émotionnels, peut influer sur la quantité d'excrétions. Ce qui est parfois incroyable, c'est le sentiment que la quantité évacuée est tellement énorme que le seau individuel sera insuffisant pour la contenir. La peur du débordement vient parfois à certains... et le lendemain, à la lueur du jour, plusieurs ont constaté que la quantité réelle de matières évacuées n'était pas conséquente et qu'il n'y avait presque que de l'eau. Il y a donc une différence entre ce que nous voyons sortir de notre corps (larves, insectes, etc.) alors que nos sens sont exacerbés et connectés à la cinquième dimension grâce à l'ingestion de l'*Ayahuasca/Chacruna* et ce qui apparaît concrètement avec notre vision de troisième dimension.

Les plantes

Ces deux plantes psychotropes sont souvent utilisées en synergie avec d'autres plantes médicinales lesquelles sont recommandées individuellement par le curandero et diétées par le participant le temps de son séjour:

• l'*Ayahuasca* (Banisteriopsis caapi), aussi nommée La Madre (car elle est considérée comme étant la mère de toutes les plantes), est une liane, une plante médicinale et visionnaire. C'est une plante-maîtresse aux effets psychoactifs utilisée par les Indiens Shipibos-Conibos dans leurs cérémonies. La personne qui ingère la plante perçoit une entité, une structure intelligente avec laquelle elle communique. C'est l'esprit collectif des plantes qui communique et avec lequel on peut entrer, intérieurement, en dialogue. L'Ayahuasca est une plante qui nous aide à porter un regard distancié sur notre vie et à nous connecter à notre monde interne. Cette plante enseignante éclaircit les confusions émotionnelles, elle remet du sens là où il n'y en avait plus, elle met en lumière et dégage les multiples traumatismes qui empêchent de jouir de la vie. Elle aide aussi le patient à surpasser les peurs, à trouver une manière de se pardonner et pardonner aux autres. Elle aide, de plus, le chamane à chasser les entités et énergies négatives qui sont sur un autre plan de conscience et qui empêchent un fonctionnement optimal de l'être.

La Madre est douce et protectrice, elle s'enracine à l'intérieur du patient qui est soumis, entre autres effets, à des visions holographiques extrêmement précises... L'Ayahuasca apparaît sous différentes formes, humaines ou animales et, parfois, point de vision mais un discours direct, elle est dans le cœur et communique directement au cœur... Aussi précise qu'un hologramme, elle apparaît comme un anaconda, une panthère ou un jaguar... Le participant ressent l'anaconda qui travaille à l'intérieur de lui, il observe la reptation du serpent dans son corps et peut se tordre sur le sol comme s'il était l'anaconda lui-même... Ou bien se retrouver à l'intérieur du serpent comme s'il devait exister dans cet espace aussi restreint. Les visions auxquelles sont soumis les participants peuvent être, tour à tour, des dessins stylisés, des symboles, des animations, des films, des photographies, des hologrammes 3D, chacun pouvant communiquer par télépathie et délivrer un message. La Madre permettrait-elle de déchiffrer les informations engrammées au niveau de l'ADN ? Le participant peut, parfois, voir une trame microscopique, une double hélice d'ADN qui se déploie et peut naviguer sur d'autres dimensions, être relié aux membres de sa famille, voir des personnes de sa petite enfance... les visions sont nombreuses et hétéroclites, elles relient le participant à d'autres plans de conscience décrits par les Shipibos-Conibos comme étant plus tangibles que notre réalité.

En France, cette plante est considérée depuis mai 2005 comme un stupéfiant, elle est donc interdite à la consommation. Pour autant, des médecins du monde entier s'intéressent aux effets de cette plante. Des neurobiologistes, spécialistes des plantes, travaillent au quotidien sur cette question. D'autres études réalisées ont montré l'efficacité de l'Ayahuasca dans le traitement des addictions à l'héroïne et à la cocaïne.

• La Chacruna (Psychotria viridis) est une plante vivace de la famille des Rubiaceae dont les feuilles sont utilisées pour son action synergique avec l'Ayahuasca.

• La feuille ou le jus de tabac, plante maîtresse également, renforce l'effet du breuvage et amplifie fortement les rêves. Le goût est âcre, l'odeur est nauséabonde et son goût amer.

• Les plantes médicinales, qui peuvent être ajoutées par le curandero à la préparation de plantes, le sont en fonction des intentions des participants. L'ingestion de la décoction des plantes maîtresses permet de hausser son taux vibratoire à un niveau tel que la médiumnité du participant s'en trouve exacerbée : la vue, l'ouïe et l'odorat deviennent hypersensibles permettant l'exercice des sens à plusieurs dizaines de mètres, la vision devient nocturne. Un certain nombre de déterminants caractérisent cette pratique chamanique, à savoir :

• La maloca, lieu dédié aux cérémonies, protège les participants des énergies négatives qui sont au dehors. Dans cette grande case ronde, les curanderos distribuent l'Ayahuasca et procèdent dès la nuit tombée. Tour à tour, les participants viennent chercher leur verre contenant le breuvage puis ils partent s'installer sur les matelas prévus à cet effet. Ils seront ensuite appelés individuellement pour être chantés par le curandero.

Les icaros

Lors des cérémonies, le curandero peut procéder à des *sopladas* (aspersions) d'Agua de Florida et il chante des chants sacrés nommés icaros. Chaque plante et chaque essence a une vibration différente et émet une mélodie. Le curandero, au fur et à mesure de son apprentissage, apprend de la plante elle-même les icaros lors de transes. Ces chants sont transmis par l'Esprit des plantes grâce auxquels le curandero nettoie, soigne, centre et guide le patient lors de son exploration visionnaire et curative. Les chamanes chantent ces icaros pour appeler l'esprit de la plante, laquelle se connecte à l'âme par l'intermédiaire de l'Ayahuasca associée à la Chacruna, toutes deux plantes-maîtresses enseignantes. Le chant des icaros force le voyage vers l'intérieur de soi. La puissance du chamane s'évalue au nombre de ses icaros ; mais le curandero peut tout aussi bien rester dans le silence et se passer des chants, les connections dans ce cas-là se font d'esprit à esprit.

L'AVENTURE COMMENCE

Séjour du 26 juillet au 18 août 2013

En avant pour l'aventure. Embarquement à l'aéroport d'Orly Ouest le vendredi 26 juillet à 17h30... pour un long vol Paris-Madrid-Lima-Iquitos... quelques heures de vol, deux escales et deux changements d'avions plus tard, nous rallions Iquitos.

Samedi 27 juillet

Enfin arrivés... Ce long chemin fait certes partie du voyage, mais ce n'est pas sans plaisir que nous intégrons nos chambres fraîches à La Posada de Lobo : 15h30, 32°, 100% d'humidité... Éprouvés par le voyage, nous nous laissons tous séduire par une douche régénérante et bienfaitrice et certains poussent même le luxe jusqu'à tester la capacité d'accueil du lit pour une sieste salvatrice. Durant l'embarquement pour Iquitos, nous avions rencontré dans la file d'attente un charmant monsieur qui nous avait recommandé d'aller, sur un affluent de l'Amazone, découvrir les délices culinaires du restaurant flottant *Al fuego y al frio*... Ce fût chose faite le soir même. Nos espoirs n'ont pas été déçus : le cuisinier nous a concocté, à notre demande, de larges filets de *Donzella* (poisson local) avec quelques légumes frais... le tout sans sauce et sans sel, diète oblige, mais avec quelques chips de banane pour les plus gourmands... Le superbe restaurant et la promenade sur le fleuve en pleine nuit nous ont ravis. Fatigués de tant de stimuli, nous avons regagné les berges pour y retrouver les lumières de la ville. Dodo.

Dimanche 28 juillet

Nous quittons la posada pour réaliser quelques achats en ville. Rendez-vous était déjà pris avec Alban, l'apprenti curandero, pour nous retrouver Plaza de Las Armas à 14 heures, au café vert qui fait l'angle. Nous sommes au rendez-vous, impatients de continuer notre aventure. Alban est là, en conversation, et nous faisons connaissance avec Joe le médecin (ce qui nous change du taxi), l'un des administrateurs du Centre qui est venu nous attendre, puis nous embarquons à bord de cinq vaillants motocarosses (motos avec une cabine pour passagers) qui vont s'essouffler une heure durant sur la piste incertaine, récalcitrante et poussiéreuse qui mène au centre médical et spirituel *Nihue Rao*. J'apprends en chemin que nous avons beaucoup de chance car la piste est magnifique... Traduction simultanée : elle est sèche et praticable. J'ai pourtant un peu de mal à imaginer qu'elle puisse être pire. Après avoir été secoués, brinqueballés, éreintés, maculés de poussière, mais heureux d'être arrivés sans trop d'encombres, nous sommes accueillis par quelques perroquets volubiles et un chien curieux. Nous nous déplions avec peine et nous extrayons des motocarosses en plaisantant. L'humeur est joyeuse et les traits d'humour fusent de toute part. Joe et Alban nous présentent nos quartiers... nous prenons le temps de visiter toutes les habitations sommaires avant de choisir chacun la nôtre. J'ai un faible pour celle qui est tout au bout, près de la forêt. Nous sommes deux par chambrée et nous y déployons rapidement nos effets, contents de nous poser un peu dans la fraîcheur préservée des cases... Je fais donc chambre commune avec Françoise qui a l'air ravie, tout comme moi, de notre expédition quelque peu extraordinaire. Nous gardons nos sacs de voyage fermés pour éviter que les cafards et autres insectes n'élisent domicile dans nos effets. Joe nous prie d'enfermer tout ce qui nous paraît important dans des pochettes plastiques hermétiques et, notamment, de ne pas laisser les papiers d'identité directement dans le coffre car les insectes ont une affection particulière pour la cellulose. Puis, nous continuons la visite par la *maloca* et la *Casa de medicine*, où nous nous arrêtons un long moment. Nos cocktails d'accueil nous y attendent impatiemment et nous faisons alors connaissance avec la plante purgative et vomitive... j'ai nommé l'*Azucena*.

Joe et Alban ont le sourire aux lèvres. Apparemment, c'est un moment attendu, ils nous regardent, mi-amusés, mi-compatissants... Bienvenue au Centre. Dans la maison de médecine, chacun d'entre nous est appelé tour à tour pour déguster le breuvage sans grande saveur et peu engageant. Bien que le vomissement ne soit pas une conséquence obligatoire, nombreux sont ceux qui vomiront une ou plusieurs fois... les seaux sont à notre aimable disposition. Cela tombe bien. Les participants se dispersent, emportant leur seau avec eux. Nous nous retrouvons vers 18h45 au réfectoire, une grande pièce rectangulaire ouverte aux quatre vents et éclairée d'une lumière falote et approximative. Une moustiquaire tendue tient lieu de murs et une longue table en U entourée de bancs est posée au centre de la pièce ; nous nous répartissons tout autour pour dîner. Nous découvrons les cuisinières aimables et souriantes puis nous choisissons chacun notre plat. Nous apprenons que le générateur fournit de l'électricité une heure le matin et une heure le soir, ce qui permet de recharger les ordinateurs, caméras ou téléphones. En pleine Amazonie, oui… mais câblés. La soirée s'égrène tranquillement, dans une humeur joyeuse, jusqu'au moment bienvenu du repos réparateur de la nuit… 20h00… Nous traversons le camp et regagnons nos chambres, la lampe torche à la main, attentifs à ne pas croiser un serpent. Mon attention se porte maintenant sur le doux concert des insectes et des oiseaux dans la chaleur moite de la nuit amazonienne. Ravissement sous la Voie lactée, vaste comme je ne l'ai jamais vue. Déconnection du monde et reconnection à l'Univers.

Lundi 29 juillet

3h30 du matin, ma nuit est terminée. Je me lève en silence et sors de la chambre pour aller m'asseoir sur le banc situé sur la place de sable blanc, au milieu des cases. Je contemple la masse obscure de cette nature mouvante et généreuse ; je m'imprègne et respire profondément… Puis, je profite de ces instants de calme et de la nuit noire pour arranger mes notes sur mon ordinateur portable. Scène surréaliste… plantée là, seule, en pleine nuit, au nord-est du Pérou, dans la forêt, avec mon MacBook Air sur les genoux… La vague impression d'être dans une pub pour Apple… Steve Jobs n'aurait pas rêvé mieux. L'ami Raoul émerge de la nuit, arrive doucement et s'assied à côté de moi pour regarder la voûte étoilée. Les personnes du groupe vont venir, petit à petit, nous rejoindre pour deviser gaiement sur la beauté de l'endroit, la splendeur de la Voie Lactée et autres légèretés… À 7h00, Alexia, la plus jeune d'entre nous du haut de ses vingt-trois ans, commence à se sentir mal à peine levée et présente les symptômes d'une crise de spasmophilie, elle s'allonge sur le sol sableux et demande un sac en plastique à la recherche de gaz carbonique… la crise dure… lentement, ses mains et ses pieds montrent des signes de raidissement intense… Joe le médecin est appelé… En attendant, trois praticiens reiki donnent, durant une dizaine de minutes, un soutien énergétique à Alexia. Ricardo, le curandero, arrive et fait porter la jeunesse, mal en point, dans la maloca. Ricardo réalise une *soplada d'Agua de Florida*, vaporisant ainsi sur tout son corps cette eau de fleurs. La malade se détend peu à peu, vomit légèrement et s'assoupit. La journée commence fort. La suite ne décevra pas.

Après le petit-déjeuner, tout le groupe est convié par Ricardo à assister, dès 9h, à la réunion dans la maloca. Ricardo, Joe et Alban sont présents, ils nous souhaitent tous la bienvenue. Ricardo se présente comme maître curandero, il a 50 ans dont 27 ans de curandérisme. Il a cocréé le centre avec Joe et Svita qui n'est pas visible puisqu'en diète dans un *tambo*, sorte de cabane à l'écart du village qui permet la retraite spirituelle. Le nom du Centre *"Nihue Rao"* signifie médecine de l'air, du cosmos (Nihue = air, cosmos ; Rao = médecine), c'est aussi un hommage à cet arbre présent partout dans le centre. Ricardo précise qu'ils sont très heureux de nous recevoir et de nous aider. Les cérémonies se dérouleront le lundi, mardi, jeudi et vendredi à partir de 19:30 jusqu'à point d'heure. Elles nécessitent le calme et la tranquillité, il nous indique qu'il est nécessaire de rester centrés et de ne pas trop discuter entre nous, afin de ne pas mélanger nos énergies. Ricardo aime le calme et ce calme est indispensable au bon déroulement des cérémonies. Les cérémonies ont lieu dans la nuit complète et il rappelle la nécessité de toujours diriger les lumières des lampes torches vers le bas, si nous devons nous déplacer, afin de ne gêner personne. Nous ne sommes pas autorisés à aller nous promener alentour durant les cérémonies, car lorsque nous prenons l'Ayahuasca, il est dangereux de se confronter aux énergies extérieures, nombreuses et puissantes. Nous sommes donc juste autorisés à nous rendre aux sanitaires qui sont devant la maloca et vite revenir. Nous pouvons demander de l'aide aux gardes armés qui sont présents devant la porte de la salle, les soirs de cérémonies.

Concernant l'Ayahuasca, Ricardo précise que la Madre est une plante maîtresse, une plante médicinale qui est associée à la Chacruna pour le breuvage de la cérémonie du soir. Il arrive que certains curanderos associent d'autres plantes à l'Ayahuasca comme le Tohé, le Chiri Sanango... cela donne des mélanges puissants qu'il n'est pas souhaitable de prendre lorsqu'on débute. L'important, c'est la *centracion* jusqu'à ce que viennent les effets de l'Ayahuasca. Il faut se centrer sur ce que nous souhaitons travailler en nous, recenser ce que l'on ne veut plus (les modes de fonctionnement, émotions, sentiments, souvenirs traumatiques, phobies, etc.) et demander à la plante de nous aider à "donner à la Lumière" ce dont on ne veut plus. Il faut toujours s'en remettre à la Lumière. L'Ayahuasca nous montre énormément de choses : dans un premier temps, les souffrances et les traumas liés à notre vie présente... Dans un deuxième temps, elle nous met face à nos peurs et, dans un troisième temps, elle montre les énergies négatives présentes en masse dans la Nature.

Ricardo précise :"Vous ne devez pas avoir peur, venez vous asseoir tranquillement, buvez votre verre totalement détendu, ouvrez votre corps à l'Ayahuasca. Discutez avec elle et demandez-lui là où vous voulez être emmenés. Adressez-vous à elle sans peur, en lui demandant son aide. Elle sera en vous, c'est un dialogue intérieur avec elle. Demandez-lui ce que vous voulez qu'elle vous aide à changer... Les frissons, tremblements, sueurs, montées de température, les humeurs qui sortent par les yeux et les oreilles, les nausées, les vomissements, les diarrhées, une grande fatigue sont les symptômes tout à fait normaux du travail qu'effectue l'Ayahuasca"... La plante travaille en grande profondeur et ces symptômes en témoignent (lire le compte-rendu concernant l'Ayahuasca, page 144).

Dans le centre, la diète est très importante et la nourriture y est adaptée. Heureusement, nous nous étions bien préparés, pour la plupart trente jours avant le départ. Pour ma part, presque une année avant. À travers les propos de Ricardo, je me fais la remarque que les symptômes décrits sont les mêmes que ceux de l'élévation rapide de la fréquence vibratoire d'un individu lorsqu'il reçoit une initiation Reiki alors qu'il n'a pas respecté la diète recommandée de 15 jours avant son initiation ou, même, lorsqu'une personne reçoit des soins Reiki et qu'elle évacue ses engrammations cellulaires sous forme de symptômes aussi divers que ceux décrits plus haut. Chaque être vibre à une certaine fréquence et celle-ci témoigne de la purification effectuée et/ou de l'élévation de son être. La fréquence vibratoire des plantes étant plus élevée que celle de l'humain, il est donc normal que l'ingestion d'Ayahuasca provoque chez la personne une augmentation de la fréquence vibratoire, et donc des dégagements, avec les symptômes qui y sont associés.

Après un dernier conseil concernant le respect de l'espace de chacun et l'attitude centrée que nous devons avoir vis-à-vis des icaros, Ricardo va demander à chacun de se présenter puis de formuler ses intentions... Qui sommes-nous ? Pourquoi sommes-nous là ? Que venons-nous chercher ? Quelle aide attendons-nous des plantes ? Chacun est appelé et s'explique devant Ricardo, Joe et tout le groupe. Alban se charge gentiment de la traduction en espagnol, soutenu par Raoul... En fonction des intentions exprimées, Ricardo va préciser à chacun quelle est sa plante de diète.

Il est maintenant 14h et les participants ressortent de la maloca avec le nom de la plante qu'il va leur falloir diéter jusqu'à la fin du séjour. Nos potions fraîchement préparées seront disponibles chaque jour entre 16 et 17h à la Maison de Médecine. Repos. Nous allons déjeuner puis vaquons à nos occupations. La sieste pour certains, la prise de notes ou le lavage du linge pour d'autres. Pour moi, c'est la douche ; c'est le meilleur moment pour la prendre car le réservoir est plein de l'eau chauffée par le soleil depuis le matin et il fait également bien chaud dehors. Quel délice de prendre une douche d'eau tiède, ivre du constant bruissement de la forêt. Je rejoins ensuite tous les autres à la maison de médecine ; ils sont déjà installés dans l'attente de leur potion. Normalement, un verre de Boahuasca m'attend... mais non, en fait, ils n'en ont pas... ils iront en chercher dans la forêt le lendemain et la prépareront dans la journée. Il me faudra donc attendre demain. Je reste un peu à la maison de médecine avec mes amis et retourne à la case pour éclaircir mes prises de notes.

J'adore ce moment où je suis installée à cette table en bois brut, face à la forêt, avec des papillons et des lézards qui circulent sur la moustiquaire tendue en guise de fenêtre... De ma place, je vois des fleurs rouge vif qui sont en forme de lèvres... elles m'envoient un baiser. Ce soir, nous sauterons le repas car nous n'ingérons rien les soirs de cérémonie. Chacun se prépare et s'habille de blanc pour honorer la Madre.

HUIT TÉMOIGNAGES

Claudine

56 ans, psychologue clinicienne spécialisée en psycho-généalogie, thérapie transpersonnelle et énergétique.

Intentions :
- Éradiquer une population de staphylocoques dorés.
- Continuer le développement de ma spiritualité.
- Me relier à d'autres plans dimensionnels.
- Développer ma créativité.

Plante à diéter prescrite par Ricardo :
Boahuasca, plante médicinale, non visionnaire, spécifique à l'effondrement immunitaire, au cancer et au sida.

CARNET DE CÉRÉMONIES

Lundi 29 juillet
Première cérémonie

Ce lundi à 19h30, nous nous réunissons dans la maloca. Ricardo, Wiler, Joe et Alban sont déjà là. La pièce est nettoyée, purifiée énergétiquement et cela est perceptible. Cette première cérémonie consiste à ouvrir la diète des différentes plantes-maîtresses et nous devons nous relier à nos intentions. Nous entrons tour à tour et choisissons chacun l'un des matelas posés au sol. Nous le garderons tout le long du séjour. La maloca est une grande pièce ronde avec, disposés perpendiculairement contre la cloison circulaire, un matelas par participant sur lequel sont posés une couverture et trois oreillers. À 20h, la cérémonie commence. Chaque personne est appelée pour prendre son verre d'Ayahuasca/ Chacruna. Pour ce premier soir, tout le monde reçoit la même dose : une grosse moitié de verre. Nous posons notre intention au moment d'avaler ce breuvage qui va s'avérer particulièrement infect. Certains sont à demi assis contre leurs oreillers, d'autres sont allongés sous la couverture. Les lumières s'éteignent, le groupe électrogène du centre s'arrête, la nuit totale et le silence se font à l'intérieur de la maloca. Les oiseaux de nuit et les insectes chantent. La Nature s'exprime dans une cacophonie incessante, perturbée à 21 heures par les vrombissements intempestifs d'un avion, lequel passe juste au-dessus de la canopée pour atterrir à Iquitos.

Les effets commencent au bout de vingt à trente minutes environ. Je suis tranquille, sereine et confiante ; tous mes sens sont en éveil, comme démultipliés, exacerbés. Je sens l'odeur des mapachos aussi intensément que si quelqu'un fumait sous mon nez, j'entends les sons très amplifiés comme s'il y avait une stéréo à huit baffles. Des aboiements de dizaines de chiens, inaudibles dans la journée, semblent venir de très loin dans la forêt... Mais que font tous ces chiens dans la forêt ?

Une vision de circuit imprimé gris pâle avec de jolies perles de couleur occupe la totalité de mon espace mental et avance en perspective... ce travelling Shipibo suscite mon attention un long temps. J'ai l'impression d'être sous une soucoupe volante avec une perception extraordinaire des détails. Une nausée persistante et un mal de tête accompagnent mes visions... Puis, Ricardo chante un chant chamanique, un icaro... et me vient alors simultanément la sensation, incroyable et surprenante, d'un gros serpent qui bouge dans mon ventre. Je suis en communion avec lui et il me délivre des messages par l'intermédiaire de mes paumes de mains en contact avec mon corps. Est-ce le serpent ou mes organes qui communiquent ? Je suis allongée et pose mes mains, délicatement, à plat sur mon ventre ; en fonction de l'endroit où les mains sont en contact, je reçois des messages différents et très pertinents. Le foie, la rate, le pancréas, l'estomac, les ovaires, la peau... chacun s'exprime ! Je n'en reviens pas de cette communication avec mes organes. Mes mains glissent doucement sur les différentes parties de mon corps, comme pour vérifier la réalité du phénomène, et chacune délivre un message comme si mes organes avaient gardé la trace mnésique d'événements divers... Il y a tellement de messages qui se superposent rapidement qu'à un moment, n'en pouvant plus, je pose mes paumes à plat contre le matelas pour avoir un peu de répit et ne plus les entendre, submergée que je suis par tant de sollicitations inattendues.
Le serpent doit percevoir ma répugnance à régurgiter et, pire, ma détermination à ne pas le faire. Il me montre, doucement, par des images, des

ressentis et des sensations, que si je vomis, cela me fera du bien... J'ai très peu vomi dans ma vie et j'ai horreur de vomir mais, sentant que je ne vais pas vraiment y échapper, avec ce je-ne-sais-quoi coincé dans mon œsophage, je négocie avec lui de le faire uniquement après la cérémonie en sortant de la maloca, comme pour conserver quelques heures encore, une sorte de dignité dont je vais devoir me départir. Le seau, délaissé, gît à ma droite.

J'observe, en même temps, le ballet fantomatique et surréaliste d'Alban. Il traverse de temps à autre la maloca, silencieuse forme blanche, qui s'arrête au pied de chacun de nos matelas, puis chuchote notre prénom dans la noirceur de la nuit. Il étouffe la lumière vive de sa lampe torche avec ses doigts repliés sur sa paume de main, ce qui forme une petite lanterne rouge ; il nous guide ainsi, dans le noir, afin de nous aider à prendre place sur le matelas devant Ricardo ou Wiler.

Pour cette première cérémonie, c'est Wiler qui "me chante". Son Icaro est très doux, tendre et magnifique. Une mélopée, une berceuse, un délice dans la touffeur amazonienne... Cette douceur me convient bien et j'écoute avec délectation ce chant suspendu à mes oreilles. Une fois revenue à ma place, je m'assoupis... combien de temps, je ne sais... Les chants continuent encore et encore... À un moment, Ricardo fait une soplada d'Agua de Florida et je suis réveillée instantanément par le son, la couleur et l'odeur... Une énorme boule de lumière orange sort de sa bouche éclairant le noir de la maloca et leurs visages ; simultanément, je sens l'odeur caractéristique de l'Agua de Florida, je me recule vivement, car je reçois des gouttes de cette eau sur le visage. Est-il possible de postillonner ainsi à 15 mètres ?

Non, probablement... Non, raisonnablement... Non, mathématiquement... Non, scientifiquement... mais pourtant, la couleur orange, l'odeur et les gouttelettes me réveillent. Ricardo annonce la fin de la cérémonie et j'entends "terminado"... Aussitôt, je me lève et traverse la pièce avec le désir de regagner ma chambre rapidement. À peine ai-je ouvert la porte de la maloca que je vomis ma dignité... J'évite de justesse, dans un fugace élan de solidarité, le fatras de chaussures abandonnées par les participants. Ces derniers n'imaginent pas un instant la chance qu'ils auront d'avoir leurs pieds au sec.

Mardi 30 juillet
Deuxième cérémonie

Les chamanes sont présents et le rituel commence. Les participants sont appelés un à un pour boire le liquide noirâtre proposé par Wiler qui est assis en tailleur au bout de son matelas. Il prépare le verre et donne à chacun une petite serviette de papier pour s'essuyer la bouche. Le regarder servir les participants suffit à provoquer le dégoût dans ma gorge qui se serre d'emblée... le haut-le-cœur commence à poindre. Mais quelle horreur cette mixture !

L'Ayahuasca et la Chacruna sont deux plantes amies qui ont mijoté leur coup ensemble sur le feu pendant huit ou dix heures... On aurait peut-être dû les séparer... Mon tour arrive, je m'installe rapidement devant Wiler en lui montrant un espace d'un centimètre et demi entre mon pouce et mon index... ça suffira bien... Il dodeline de la tête l'air de dire que je n'en prends pas assez puis il sourit et me sert ce que je demande. Il me semble qu'ainsi, je devrais pouvoir garder les visions, me départir des nausées et du mal de tête... Cela devrait être largement suffisant. Je retourne rapidement à ma place.

Initiée par l'expérience de la veille, il m'a semblé opportun d'apporter une bouteille d'eau et un rouleau de papier toilette. Aussitôt assise, je me rince la bouche pour tenter d'effacer le plus vite possible les traces gustatives du breuvage. Plusieurs essais sont nécessaires, mais, finalement, je m'en sors bien. En moins d'une minute, j'ai décollé de ma langue ce goût tellement atroce que les mots ne suffisent pas à le décrire et je tamponne quelques gouttes d'Agua de Florida sous mes narines. Une fois tout le monde servi, Joe éteint les lumières de la maloca. Ricardo commence sa préparation à la lumière d'une bougie. Il prend un peu de liquide de deux bouteilles, vérifie le dosage de la première à la lueur de la bougie et remplit son verre avec la seconde. Près de lui, une grande statue représentant Sainte-Marie en bois sculpté, des allumettes, du papier toilette, de l'Agua de Florida, des bouteilles mystérieuses, un seau... Il souffle la bougie. Le noir est complet, seul le chant des insectes est omniprésent. Merveilleuse symphonie du soir. Je m'allonge sous ma couverture pour être bien au chaud... Les sons s'amplifient tranquillement, j'entends de nouveau les aboiements des chiens...

ils doivent être très loin mais le son roule jusqu'ici... Quelles riches sensations ! Wiler fume le mapacho... il est à 15 mètres, mais, en fait, l'odeur arrive sous ma couverture... Je n'aime pas l'odeur du tabac et je n'aime pas non plus le goût de l'Ayahuasca... je suis servie. Je ne vais pas me plaindre, personne ne m'a demandé d'organiser une expédition pareille... Mes compagnons de voyage aussi sont servis... J'ai une pensée charitable pour eux.

Environ une trentaine de minutes après, toujours dans le silence relatif de la forêt amazonienne, les visions commencent, un peu similaires à celles de la veille, avec des circuits imprimés bleutés, des lignes et des perles de couleur... tout cela, en travelling arrière. Encore l'impression de voir le dessous d'une énorme soucoupe volante qui avance en prenant la totalité de mon écran mental... Je suis médusée par la beauté de la vision et la richesse des détails qui sont d'une clarté et d'une netteté remarquables. Je suis absorbée dans la contemplation quand Ricardo commence à chanter doucement...

Tranquillement, l'icaro se fait un peu plus présent et nasillard... je sens que ce chant ne concerne pas mes cellules ; par contre, la psychologue russe qui est là depuis quelques semaines vomit terriblement, tout comme la veille d'ailleurs. Il y a quelque chose d'inhumain dans ses vomissements, une sorte de cri, de râle comme celui d'un animal qu'on extirpe de ses entrailles... on l'entend clairement. Puis, sa compatriote prend le relais ainsi que quelques autres après qui vomissent à leur tour... Je ne sais pourquoi les Américains et les Russes sont particulièrement travaillés par ces chants chamaniques. Comment est-il humainement possible de vomir de telles quantités avec un estomac vide ? En effet, nous n'avons rien mangé depuis midi, l'heure du déjeuner... et il doit être 21 ou 22 heures. Ricardo termine son icaro pour en commencer un autre... Soudain, à mes belles visions, se substitue le serpent de la veille qui est là de nouveau, je le sens qui travaille au niveau de mes intestins, encore et encore... il ne lâche pas l'affaire... Il réagit aux vibrations émises par l'icaro nasillard et insistant de Ricardo. Les soubresauts et les glissements incessants du serpent enraciné dans mon ventre sont vraiment impressionnants. Une douce mélopée arrive en sourdine, la voix magnifique de Wiler s'entremêle avec le chant de Ricardo. Cela m'emplit de joie. J'ai l'esprit clair, une ivresse mesurée, sans nausée et sans vomissement... J'entends tout ce qui se passe dans la maloca. Je suis bien et je ressens fortement les effets des icaros sur ma matière. Les vibrations sonores travaillent sur les milliards de cellules de tout mon corps, cette sensation, très physique, est incroyable. Lorsque Ricardo commence un nouvel icaro, tout se calme en moi et je m'endors tranquillement.

Je suis réveillée par l'appel d'Alban qui est là, au pied du matelas, l'ombre blanche à la lumière rouge dans le noir, subtilité quasi alchimique qui me guide devant Wiler... lequel va encore me ravir avec son chant. Son icaro dure longtemps et j'ai l'impression que c'est un cadeau d'une douceur infinie que me fait la Vie... peut-être pour compenser la rudesse des expériences vécues toutes ces années. Je me sens cajolée, câlinée par son chant-délice et je me laisse enrober par la mélopée qui me berce. Merveille du soir. Je reviens directement à mon matelas en comptant les piliers que je devine dans la nuit, quatrième pilier à partir de la porte d'entrée de la maloca. Mon matelas est à l'exact opposé de celui des chamanes. Je me recouche et m'allonge pour m'endormir, bercée par les chants jusqu'à la fin. Je me réveille sur Terminado, Ricardo vient de nous signifier la fin de la cérémonie. Aussitôt dit, aussitôt partie. Certains dorment dans la maloca toute la nuit. Je n'y reste pas une minute de plus... Cette fois, en partant, j'emmène mon seau... leurs chaussures auront de la chance ! mais non... je ne vomirai pas. En arrivant dans ma chambre, je me sens vive comme une gardèche et je me mets à saisir dans la nuit noire, sur le clavier de mon ordinateur, le contenu de la cérémonie pendant que le souvenir est encore intact. Les touches sont juste éclairées par la lueur de l'écran et cela me va bien. Quelle paix dans cette forêt... et en même temps quel délire ! je n'en reviens pas de vivre ces scènes surréalistes. Nous sommes là, dans des conditions exceptionnelles, à expérimenter une médecine ancestrale au bout du monde... C'est remarquable, non ? Quel bonheur !

Jeudi 1er août
À 14h, Ricardo nous invite à nous réunir dans la maloca afin de nous donner quelques informations sur les plantes-maîtresses de la médecine Shipibo (Lire compte-rendu page 147).

Troisième cérémonie
À 19h30, ce même jour, je suis dans la maloca et je m'installe sur mon matelas, le dos bien droit contre mes coussins. L'explication fournie par Ri-

cardo aujourd'hui était très importante à ce sujet. Je me centre quelques minutes et me connecte à la plante, la Madre. J'échange avec elle, elle me demande si j'ai peur, je lui réponds par la négative et lui témoigne ma confiance, en elle et en sa médecine. Je lui demande si je vais vomir... Elle me répond que non, que tout va bien aller comme lors de la dernière cérémonie. Je suis tranquille. La cérémonie va pouvoir commencer... Je lui rappelle mon intention pour cette cérémonie.

Il est 20h... Wiler est déjà là, Joe, Alban, aussi. Ricardo arrive et s'installe. Wiler commence à s'affairer et dispose le flacon qui contient l'Ayahuasca devant lui, il prépare le verre. Aujourd'hui, normalement, ils doivent augmenter un peu la quantité d'Ayahuasca à ingérer. Cela n'est pas pour me réjouir... Les unes après les autres, les personnes se lèvent pour venir s'asseoir devant Wiler qui leur tend le verre d'Ayahuasca à boire. Certains se centrent dessus et soufflent leurs intentions, d'autres avalent rapidement comme pour oublier ce cauchemar. Mon tour arrive, je me centre et me rappelle l'intention que je veux travailler avec La Madre : que les staphylocoques dorés qui s'épanouissent dans mon organisme déménagent, se cassent, disparaissent à jamais. Cela fait bientôt quatre ans que je mène un combat acharné contre eux. J'ai réglé leur compte aux streptocoques, aux bactéries E-Coli mais les staphylocoques sont toujours là en grande quantité et cela commence à me lasser, au propre comme au figuré. La Madre me répond : *Alors observe. Regarde...* Je retourne m'asseoir, l'amertume de l'Ayahuasca dans la bouche... Pire encore.

Je reste adossée à mes trois coussins, mon seau à ma droite, une bouteille d'Agua de Florida posée au sol et je commence à cracher tout doucement chaque fois que ma bouche est emplie de salive. Je me débarrasse rapidement des traces de cette amertume à ma façon. Je gagne en technicité par rapport à la dernière cérémonie et me rince la bouche. Les minutes passent, les lumières s'éteignent pour laisser place à la nuit noire, reine de la maloca. Tranquillement, je sens des choses se transformer dans mon corps, les icaros ont commencé, je me sens comme dans un étau, dans une enveloppe trop petite pour moi, j'ai l'impression d'être le serpent, d'avoir ma bouche au niveau de sa gueule, j'ai la sensation de reptation et j'ai l'impression que mon corps est enroulé comme celui d'un serpent. Et j'entends la Madre qui me dit de façon impérieuse, presque en criant : *Mais regarde !*

Regarde ! ... J'ouvre soudain grands mes yeux en même temps que j'écoute l'orage tonitruant qui est dense, très dense... juste au-dessus de nos têtes. il y a des éclairs... nombreux... qui éclairent fugacement l'ossature du toit de la maloca. L'orage c'est moi aussi... ça se passe dans mon ventre. Cet orage-là, c'est moi qui le crée, je le sais, je le ressens de manière amplifiée. Je suis reliée aux éléments extérieurs. Je le sens physiquement dans toutes les cellules de mon corps. *Regarde, regarde !* répète impérativement la Madre... J'écoute attentivement les icaros de Ricardo et Wiler.

Alban chante aussi, il me semble que son chant est délicat, discret, timide, chuchoté, presque lointain, mais il s'amplifie peu à peu pour devenir très présent et puissant. Ces icaros sont directement en lien avec mes tripes. Je les sens comme des convulsions, ils dirigent ma reptation. Et d'un seul coup, je n'ai rien vu venir, j'ai tout juste le temps de saisir le seau pour vomir... ma gueule de serpent vomit une quantité astronomique d'horreurs, par trois fois... et j'entends de nouveau son *Regarde, regarde !* impérieux et oui, ouiiiii !!! je regaaaarde dans le noir, je regaaaarde dans le seau et je vois ce magma couleur ivoire qui, je le sais au plus profond de mon être, est constitué de milliards de staphylocoques qui quittent mon corps, ainsi que d'une multitude d'autres larves et insectes. J'entends *Allonge-toi maintenant, ça va aller !* J'ai une dernière vision qui occupe tout mon espace mental, en noir et blanc, d'un raffinement extrême... Une sorte de construction avec des lignes dessinées et des multitudes de points lumineux... très difficile à décrire, mais magnifique. C'est fini. Les staphylos, c'est fini. Je le sens... ou je le souhaite ? La vision que j'ai en témoigne, non par le message explicite qui est délivré, mais par le ressenti qu'elle véhicule. Madre, j'aime ta médecine... Je suis dans mes pensées et entame un dialogue intérieur avec la plante.
- *(Moi) Pourquoi m'as-tu menti ? Pourquoi m'as-tu dit que je ne vomirai pas ?*
- *(Madre) Si je ne t'avais pas dit cela, tu te serais fermée, tu aurais bloqué le nettoyage...*
- *Oui, ce n'est pas faux, là, j'étais vraiment détendue.*

Constat évident. Je m'allonge les jambes et les bras écartés, comme pour prendre totalement possession de mon espace, soulagée, heureuse avec le sentiment du nettoyage accompli. Ça travaille encore dans mon ventre, je ressens que l'orage est en lien avec ce qui s'y passe... Je m'amuse bien avec

l'orage, il est de plus en plus fort et assourdissant, il s'origine au cœur de mon Être, je suis reliée à Mère Nature, je suis reliée aux éléments. Et je lui donne de plus en plus de puissance, de plus en plus de puissance. Puis, sur un autre plan de conscience, j'entends Wiler et Ricardo me dire tour à tour :
- *Arrête l'orage, maintenant... allez, arrête...*
- *Ah, mais non, je n'en ai pas envie du tout... au contraire, j'ai envie qu'il continue... et encore plus fort...*

Et là, on me fait comprendre avec des borborygmes dans le ventre que si je ne calme pas l'orage tout de suite, je vais devoir courir aux sanitaires sous la pluie... une image me traverse.... atroce... où je me répands à travers la maloca tâchant mon pantalon blanc... Toujours sur un plan subtil, on me conseille d'enlever mes chaussettes et ma polaire pour ne pas les mouiller....
- *Maintenant !*
Je sens comme une urgence dans mes intestins...
Je demande intérieurement pardon pour avoir joué, espérant encore arrêter le processus, et mène aussitôt une transaction amiable où je négocie sec le fait de pouvoir aller tranquillement aux toilettes... mon ventre se calme, l'orage se calme aussi. J'arrête l'orage.

Tout devient paisible. Les icaros continuent et j'entends quelqu'un d'autre vomir, aux prises avec la médecine de La Madre. Je me lève lentement dans le noir, sors dehors pour retrouver les sanitaires salvateurs dans lesquels, d'ailleurs, je n'aurai pas du tout la diarrhée promise. Pendant que je suis à l'intérieur des toilettes éclairées d'une bougie, un deuxième orage se déclenche... tout aussi subit et violent que le mien... magnifique... éclairant... tonitruant... je le reconnais comme étant leur orage... ils m'envoient une réponse sympa :
- *Nous aussi, nous pouvons le faire...*

Je me connecte à Ricardo et Wiler et je leur dis en souriant, assise sur les toilettes éclairées par la lumière douce :
- *La classe... Vous êtes des Maîtres.*
Et je ris de leurs facéties. Je suis là, maintenant, dans l'encoignure de la porte à attendre la fin du déluge... Ils m'apprennent à vivre... Sympas quand même, car je suis protégée de la pluie. Un des gardes armés me voit et

traverse l'espace qui sépare les sanitaires de la maloca pour aller me chercher un parapluie... ultime délicatesse...
- *Merci les Maîtres, vous êtes trop bons...*

Je rejoins donc la maloca au sec et m'allonge sur mon matelas... Le deuxième orage cesse. C'est bientôt mon tour d'être chantée. C'est Joe qui vient me chercher dans la nuit pour m'installer devant Wiler. J'aime l'icaro qu'il me chante. Divin... Magnifique douceur céleste. C'est un cadeau pour moi. D'un seul coup, en même temps que démarre le chant, démarre un troisième orage, aussi puissant que les deux précédents. Je questionne intérieurement la Madre, alors que je suis chantée par Wiler :
- *C'est Wiler qui fait l'orage ?*
- *Non, me répond-elle...*
- *C'est Ricardo alors ?*
- *Non...*
- *C'est Alban ?*
- *Non...*
- *C'est quelqu'un qui est dans la maloca ?*
- *Non plus...*

Et là, instantanément, je souris. Je comprends, par intuition, que c'est juste Mère Nature qui rend hommage à sa façon à tous ces Maîtres réunis. Magnifique reliance... Magnifique orage... à la hauteur des deux précédents. Quel bonheur... Être là, dans la forêt amazonienne et vivre ça... cela vaut tout. Mon icaro se termine, je souris dans le noir de tant de beauté et retourne m'allonger et reste à écouter les autres icaros, magie du Verbe. La cérémonie se termine par un icaro de clôture... Terminado. je me lève aussitôt et retourne dans ma case où je me dépêche de tout retranscrire pendant que c'est encore parfaitement clair dans mon souvenir. Je peux dormir maintenant... Quelle belle soirée ! Il est 3h du matin...

Debout à 7h, pleine d'énergie, je file aux sanitaires pour la toilette du matin et termine par un trait d'eye-liner, un peu de parfum, mes boucles d'oreilles et un collier... Ce n'est pas parce que nous sommes dans la forêt qu'il faut se laisser aller. Je garde donc mes coquettes habitudes parisiennes. Je pars prendre mon petit-déjeuner et partager, avec tous mes amis, les moments vécus la nuit. Ces partages du matin sont toujours agréables, nous rions tous de bon cœur, mi-effarés, mi-émerveillés par ces expériences incroyables. Les nuits sont courtes, mais les belles énergies sont au taquet. Je me sens dans une forme olympique, détendue, reposée. Les journées s'enchaîneront sur le même mode : grande chaleur le jour et orage chaque soir de maloca... Douche tiède bienvenue l'après-midi, moments d'échanges et de partages fréquents... Quelle douceur ! Si je n'avais pas ces quelques engagements en France, il me semble que je pourrais parfaitement rester un an, ainsi, à faire des diètes d'apprentissage dans un tambo. Le rythme amazonien me sied à merveille et je m'y épanouis. Au plus près de la Nature dans une ambiance paisible. Tout ce que j'aime. Je me sens comme un diamant dans son écrin... en toute humilité bien sûr. Quoique... ;-)

Vendredi 2 août
Quatrième cérémonie

J'arrive en avance et m'installe tranquillement pour mieux m'intérioriser. Je répands un peu d'Agua de Florida dans mes paumes de mains, sur mon front, ma nuque, mes narines, mes paupières, mes oreilles, autour de ma bouche, sur mon chakra coronal et sous mes pieds. Les uns et les autres arrivent petit à petit. La cérémonie commence, tout le monde est confortablement installé sur son matelas, calé dans ses coussins, plus ou moins allongé. Chacun s'affaire, prépare les bandes de papier toilette repliées près de son seau, positionne la bouteille d'eau qui permet de se rincer la bouche, la lampe torche pour s'éclairer dehors, le sweat qui va bien quand on a un peu froid, la bouteille d'Agua de Florida... La ronde va commencer. Wiler s'installe au bout de son matelas, la lumière est encore présente. Il prépare le flacon d'Ayahuasca, le verre, les petits papiers pour s'essuyer et va maintenant procéder à la distribution... Chacun se lève de sa couche pour s'asseoir devant Wiler et préciser la quantité de produit désiré. *Un poco màs, un poquito menos...* les audacieux testent des quantités supérieures pour mesurer les effets qui ne tardent pas à se faire sentir : un peu plus *mareado* ? Un peu plus de vomissements ou de visions ?... Pour ma part, j'ai trouvé le bon arrangement, ce qu'il faut pour ne pas avoir mal au crâne, ne pas être trop *mareada* et avoir de bonnes visions : un centimètre et demi, ni plus ni moins. L'équilibre qui me va bien au teint. Chaque fois, Wiler soulève les sourcils en souriant et fait mine de verser davantage et là, ma main droite impose l'arrêt immédiat de son mouvement. Il sourit. Non, vraiment, cela me suffit. C'est suffisamment nauséabond et répulsif pour que je me contente du fond du verre... pas besoin d'en rajouter. Arghh... rien que d'évoquer son odeur, son goût âcre et terriblement désagréable, sa consistance pâteuse, tout cela me révulse jusqu'au dernier degré... Je vomirais presque à sa seule évocation. Mais bon, c'est plutôt vécu, par la plupart des personnes présentes, comme une libération de leurs négativités... ce qui est vrai, car en général, au moment où nous éjectons de notre corps quelque matière, il est fréquent que la Madre nous précise, d'un flash, d'une vision, à quoi cela correspond : un non-dit resté coincé dans la gorge, une dispute avec un être cher, une maladie et ses symptômes, etc. Donc nous vomissons, certes, mais souvent en conscience, ce qui rend non seulement la chose supportable mais est éminemment libérateur. Le nettoyage effectué par l'Ayahuasca est très différent d'une personne à l'autre. En effet, nous sommes tous concernés par le nettoyage, mais à des degrés divers, en fonction de notre charge personnelle, des thérapies que chacun a pu réaliser au cours de sa vie et des problématiques qui ont déjà pu être dégagées précédemment par d'autres techniques de travail. L'ancrage de la personne aussi est important. Je me rends compte que les personnes particulièrement peu ancrées dans le groupe dégustent vraiment pendant leur phase de nettoyage. En même temps, cela s'explique bien puisque la faiblesse de l'ancrage est souvent corrélée à des problématiques familiales non résolues.

La prise d'Ayahuasca me semble valoir dix psychanalyses... Du vécu, rien que du vécu, cela ne va pas faire plaisir à tout le monde... La Madre, serial killeuse de nos traumas, est un merveilleux accélérateur... Vous arrivez plombé par vos différentes expériences de vie et vous repartez avec quelques kilos en moins (physiquement et psychiquement). Bref... Vous vous asseyez et la Madre s'occupe de tout. Respect.

Le silence se fait dans la maloca. Ce moment d'intériorisation est très agréable. J'attends les effets de la plante... je me demande quelle forme cela va prendre aujourd'hui. Je me connecte à la plante, car je voudrais préciser mes intentions. Je souhaite notamment continuer le travail entamé la veille concernant les staphylocoques. Je suis très heureuse du travail déjà effectué, car j'ai eu l'impression d'en avoir évacué énormément. J'ai donc posé comme intention de continuer le nettoyage, emballée que je suis par la cérémonie d'hier, si forte... Mes pensées défilent. Une mélopée se fait entendre, Ricardo démarre doucement ; jusque-là, tout va bien... il monte en puissance et je ressens soudain comme une vibration qui passe par mes voûtes plantaires, remonte dans mes jambes, inonde mon corps… Incroyable sensation !

L'icaro est vivant ! C'est un chant intelligent, sa vibration s'insinue, pénètre mon organisme, assiège et tord ma propre matière. Je note une complicité évidente entre l'icaro et les cellules de mon corps. C'est l'Ayahuasca qui rend cela possible… L'ingestion de la plante hausse la fréquence vibratoire du corps et, partant, favorise le changement de dimension. Alors, en route pour la cinquième dimension…

Je suis, à ce moment-là, dans un monde de noirceurs diverses. Ricardo et son icaro lancinant, duo de choc, curent la fosse de mes négativités et m'en débarrassent. Je sens un mouvement cellulaire relativement rapide, une sorte de capillarité. Certaines mémoires cellulaires sont appelées, attirées comme un aimant par les chants ; ces derniers me semblent avoir la propriété de rassembler les noirceurs en un seul point et diriger ce faisceau convergent vers la sortie. Je suis appelée à vomir ce magma inouï par quatre fois.

Les visions sont là, imposant des sortes de torsades à la structure éminemment complexe… des tressages d'osier… des torsades d'ADN ! Elles s'imbriquent les unes dans les autres, se tordent et moi je suis compressée là-dedans. C'est très physique pour moi. Elles sont de couleur beige clair dans un univers sombre, noir. Je ressens également très fort la charge émotionnelle et mentale de ces négativités. C'est glauque. J'ai un peu l'impression de traverser un monde des enfers. Je veux m'extraire de ce monde de noirceurs. Je me redresse donc, adossée contre mes coussins ; je suis aux prises avec les visions qui sont totalement reliées aux icaros. Je m'attache à tout ce qui me ramène à mon Être profond, ma respiration généreuse et ample, les battements de mon cœur, je me centre le plus possible tout en ayant ma tête prise dans l'étau des visions. Je visualise alors la Croix, et je me relie au Divin en répétant intérieurement en boucle Sainte-Marie, Sainte-Marie, Sainte-Marie… Je visualise des énergies de Lumière… Puis les chants s'éloignent de moi et changent d'intensité… Je pense qu'ils se déplacent simplement dans la maloca et s'occupent de quelqu'un d'autre. Ils fondent sur un individu et l'essorent de ses négativités. J'entends vomir mes compagnons dans la nuit avec la même force violente qui a présidé à ma libération. Je me rappelle d'un seul coup avoir fait un rêve prémonitoire à Paris de cette situation précise. J'avais eu la vision de deux cérémonies, bien avant de savoir que j'allais vivre de telles aventures... peut-être deux ou trois ans auparavant. J'y voyais le visage de Ricardo, j'y entendais ces chants incroyables qui m'avaient d'ailleurs parus atroces. Puis, je m'étais réveillée brusquement, saisie par la noirceur du cauchemar, moi qui n'en fait jamais... avec la sensation désagréable d'être une toute petit personne enfermée dans une sorte de nasse, une double-hélice d'ADN comme tressée en osier, avec mon corps pressuré dans cet espace confiné, comme si j'étais un élément même de cet ADN... Puis le souvenir d'avoir rêvé une autre cérémonie où je suis dans le corps d'un serpent trop étroit pour moi... Et, en fait, d'être le serpent à part entière, avec ma tête enserrée dans la sienne, ma bouche correspondant à sa gueule ! Et dire que ce cauchemar est devenu ma réalité.

Le lendemain matin, lors du débriefing :
Ricardo : *Lundi, je te chanterai en deuxième et je t'aiderai.*
(Au groupe) : S'il y a de mauvaises énergies que vous pouvez voir, vous pouvez vous nettoyer par la prière et demander à être dégagés de ces mauvaises énergies. Quand on a la sensation de se perdre, il faut se centrer sur son cœur et c'est le fait d'être qui est le plus important. Tous nos blocages nous empêchent d'accéder à La Lumière. Tout le travail qui est fait là, c'est pour nous reconnecter à La Lumière. L'essence de la médecine est dans La Lumière Divine. Beaucoup de gens en doutent ou n'y croient pas, mais, après être rentrés dans un processus thérapeutique ici, ils voient La Lumière et c'est cette Lumière qui soigne. C'est avec Elle qu'ils travaillent. Mais il faut pouvoir la voir et l'entendre.

Le samedi 3 août 2013, à 14h, Ricardo donne quelques précisions à propos de la diète (Lire page 152).

Lundi 5 août
Cinquième cérémonie

La cérémonie démarre, je suis sur mon matelas, plus centrée que d'habitude... mon tour arrive. Je me lève pour prendre la potion magique et retourne aussi vite procéder à mes rinçages de bouche. Je suis assise bien droite, centrée sur le flux de ma respiration, je suis déconnectée des allers et venues et des bruits divers... je suis dans ma nuit, dans mon silence intérieur et n'assiste pas visuellement aux prises d'Ayahuasca. Les visions ne viennent pas tout de suite, mais, au bout d'une quinzaine de minutes, je ressens quelques modifications subtiles puis, dans la lenteur, mon corps qui s'étire, qui pousse, qui bouge... Je suis en train de me métamorphoser... Je suis en train de devenir un animal !

Cela s'impose à moi comme si mon patrimoine cellulaire avait gardé cette mémoire... Je me transforme pour devenir un gros félin, je suis une panthère et ressens dans mon corps toute sa puissance et sa démarche. Puis, de nouveau, toujours dans la lenteur, je ressens de nouveau une modification de mon corps... Je me sens serrée, tellement serrée dans ce corps trop petit, trop compact pour ma matière, la sensation est pénible. Je deviens un très gros reptile et je suis en reptation, je le sens au niveau de mon cou, de ma tête... mes yeux sont ses yeux, ma bouche est sa gueule et je me sens toute tordue, toute compressée à l'intérieur...

Puis, une autre métamorphose est en train de se mettre en place... mais que suis-je, là ? Je me sens être un animal qui tourne la tête vraiment très lentement et je ressens son gros corps gourd, mou, flasque et presque immobile... mais que suis-je ? Je ne le vois pas, je ne fais que l'être... Que c'est désagréable ce gros corps quasi inerte, toute la base de mon corps est comme une sorte de limace ou d'escargot qui adhère à une surface et qui bouge tellement lentement... Je suis propulsée dans son être, son monde, sa vision du monde. Je le devine par mes ressentis, mais je ne saurais dire sa couleur, ni même sa forme exacte...
Ensuite, mon corps s'étire considérablement, je suis en train de devenir un insecte, car je sens mes jambes devenir très très fines comme les pattes, couleur marron, d'une sorte de sauterelle et, par contre, je réussis à voir une de ces pattes-là. C'est fini pour aujourd'hui, cela s'arrête avec la vision de la patte marron et toute fine qui dépasse de mon corps... Je m'allonge et me mets sous la couverture. Je pense encore à cet événement extraordinaire que je viens de vivre... puis m'endors lourdement sur mon matelas. Je suis réveillée par l'appel de mon prénom, il est temps d'être chantée. Je suis habituée aux chants de Wiler qui me ravissent car sa voix est décidément magnifique mais là, aujourd'hui, c'est Ricardo qui me chante. J'entends

tout de même, en parallèle, la douce mélodie de Wiler, presque une berceuse ; il a une voix chaude, douce, ample et puissante qui se mêle intimement au chant de Ricardo. Je ressens dans mes cellules que les chants de Ricardo n'ont pas la même fonction ; ils taraudent, ils compriment, ils expriment, ils arrachent quelque chose dans le corps de la personne qui est chantée par lui tandis que Wiler caresse, câline avec les vibrations de son chant. Ils se complètent harmonieusement. Je le laisse travailler longtemps sur ma matière, je suis là face à lui avec mon seau posé devant moi, à écouter attentivement son chant. Il cure, il râcle, sa voix nasillarde emplit l'espace... mais quelle voix infernale ! C'est bien celle de mon cauchemar prémonitoire... sauf que j'y suis pour de vrai... *Madre mia...*

Débriefing le mardi 6 août au matin :
Ricardo : *Tu te nettoies bien. Ce sont des mémoires. Tout cela te nettoie, continue à approfondir encore.*

Mardi 6 août
Sixième cérémonie

J'arrive vers 18h45 et m'installe tranquillement. Il n'y a qu'une personne présente. La maloca est très paisible et silencieuse. Juste la radio de la forêt qui ne s'éteint jamais. Comme d'habitude, la pièce est toute pimpante, fraîche et nettoyée... les draps sont tirés et les couvertures parfaitement pliées. J'aime ce moment. J'allume un gros morceau d'encens amazonien et nettoie mon aura, mes corps subtils. Je verse un peu d'Agua de Florida dans mes mains, et tamponne les ouvertures de mon corps, comme les autres fois.
Tout le monde s'installe et Wiler procède. Je prends la dose habituelle et retourne m'asseoir, le dos aligné. Rapidement, j'ai une fulgurance qui s'impose à moi, une prise de conscience très claire au bout d'une dizaine de minutes. Je décide que ce soir, rien ne passera à l'intérieur de mon corps et de mes cellules. Je vais y veiller attentivement. Je veux voir si, par mon centrage, je peux rester maître de ce qui me pénètre sur les plans vibratoire et cellulaire. Expérience. Les chants commencent et je vais sentir deux fois les énergies des icaros se présenter à moi au cours de la cérémonie. Elles sont là devant moi, devant mes pieds, je les ressens très fort et je me recentre. Je veille à garder mes paumes posées l'une sur l'autre,

connectées à mon hara. Je suis assise en tailleur et la couverture, jetée sur mes cuisses, enrobe chaudement mes pieds. L'Agua de Florida, déposée sur les ouvertures de mon corps, m'aide. Les autres fois, les vibrations pénétraient sous mes pieds et remontaient dans mon organisme. Ce soir, cela ne sera pas. Je fais particulièrement attention à mes plantes de pieds que je visualise emplies de Lumière. À partir de ce moment-là, je reste centrée, en prière, assise, le dos bien droit jusqu'à la fin de la cérémonie, c'est-à-dire ce soir-là, minuit et demi. Je me connecte longtemps aux énergies christiques et à la Lumière Divine. Je monte en fréquence vibratoire ; elle augmente au fil de mes respirations profondes. Je maintiens ma vision et une grande chaleur se diffuse dans tout mon corps... Je suis maintenant conscience unifiée à cette Claire Lumière. Je suis Lumière... et en nage, trempée, je le verrai après. Je suis restée, ainsi, centrée dans mon cœur jusqu'à la clôture de la cérémonie. Les icaros sont passés près de moi, devant, autour... sans s'occuper de moi, sûrement pour s'attarder sur quelqu'un d'autre ensuite. Je n'ai laissé pénétrer ni les icaros, ni les visions. Expérience réussie. Le *Terminado* de Ricardo retentit. Nous pouvons disposer ou rester pour échanger. Je dispose donc, choisissant de maintenir mes énergies dans le silence de ma case. Je préfère réserver les échanges pour le matin au petit-déjeuner. Quelques notes de musique douce quittent la maloca pour venir me séduire et caresser mes oreilles.

Débriefing de la sixième cérémonie, le mercredi 7 août.
Ricardo : *C'est très bien ce que tu as fait avec les prières. Tu es en train d'être libérée. La Lumière Divine, c'est très puissant.*

Jeudi 8 août 2013
Rendez-vous est fixé par Ricardo à 14h dans la maloca afin de nous dispenser quelques informations concernant les plantes maîtresses (Lire page 147). Nous nous retrouvons ce soir à 19:30 pour la cérémonie.

Septième cérémonie

Ce soir, je décide de ne pas prendre d'Ayahuasca, mais de participer tout de même à la cérémonie sans, toutefois, être chantée par les chamanes. Je souhaite voir si, lorsque je suis dans la maloca sans Ayahuasca, j'ai tout de même quelques visions et ce qu'il en est exactement. Terrain d'expérience de nouveau. J'en informe les chamanes. Pas de souci de leur côté, bien que j'ai le sentiment qu'ils soient surpris par cette intention. La cérémonie commence avec la distribution habituelle d'Ayahuasca. Tout les participants s'installent, tour à tour, devant Wiler pour déguster le breuvage. Après avoir fait mon rituel avec l'encens et l'Agua de Florida, je m'enrobe dans la couverture, en tailleur et bien alignée, le dos contre le pilier. Tranquillement, je ferme les yeux et m'extrais de l'environnement pour me centrer sur ma respiration et mon silence intérieur. Je m'intériorise de plus en plus tandis que le silence s'est également fait dans la maloca. J'élève ma fréquence vibratoire avec la respiration ample et profonde ; puis, dans la chaleur de mon corps, je me rapproche des énergies christiques pendant un moment dont je ne peux estimer la durée. Finalement, je m'installe dans la Lumière comme la veille pour fusionner avec elle. Je n'aurai pas, ce soir-là, d'autre image que celle-ci. Et dans une distorsion du temps évidente, les icaros ayant été chantés mais pas entendus, les rythmes de la cérémonie ayant été battus mais pas identifiés, je reviens à moi dans la maloca au moment de la clôture de la cérémonie pour m'en extraire aussitôt.

Débriefing de la septième cérémonie, le vendredi 9 août.
Le moment du débriefing est important car les chamanes apportent des réponses aux nombreuses questions qui ne manquent pas d'être posées. Aujourd'hui, Ricardo est fatigué. Le débriefing n'a pas lieu. Je crois que toutes les personnes du groupe avaient bien envie d'avoir un retour sur ce qu'elles ont vécu. La déception se lit sur les visages.

Vendredi 9 août 2013
La journée se déroule tranquillement, rythmée par le déjeuner et les discussions animées dans la salle à manger. Lorsque nous avons une cérémonie, nous ne dînons pas ; mais, malgré cela, cette pièce reste le lieu où les personnes se retrouvent, se réunissent pour échanger sur les expériences vécues, recharger les ordinateurs, téléphones et caméras. Nous sommes dans cette immense forêt, mais nous avons la wi-fi quelques heures par jour... Nous sommes bien au vingt-et-unième siècle. Certains commencent à préparer les affaires car le moment du retour vers Iquitos approche. Le lendemain à 12 heures, les motocarosses viendront nous prendre avec nos bagages après le repas et six d'entre nous (Françoise, Jean, Marie-Pierre, Alexia, Raoul et moi-même) allons embarquer sur l'Amazone pour passer

quelques jours dans des lodges sommaires nichés au creux de la forêt amazonienne près des grands arbres. Nous aurons peut-être la chance d'apercevoir les dauphins roses sur l'Amazone.

Huitième cérémonie

19:30 : Tout le monde arrive tranquillement dans la maloca pour la cérémonie de fermeture de la diète. Je dis à Wiler en aparté que je voudrais bien, ce soir, passer la porte du Cosmos. Il me répond qu'il est d'accord. Je prends la dose habituelle d'Ayahuasca et je reste durant la quasi-totalité de la cérémonie, droite sur mon matelas, adossée à mes coussins. Effet zéro. Je reste attentive aux icaros et au déroulement de la cérémonie maintenant bien avancée. Tout le monde est chanté individuellement, y compris moi. J'adore entendre les icaros dans la nuit de la maloca... Je commence à m'allonger et comprenant, à tort, que je n'aurai aucun effet ce soir-là... je m'endors.

Wiler commence à chanter et, aussitôt, je m'éveille : un monde bleu nuit scintillant m'apparaît. Il scintille à l'intérieur de mon corps aussi. J'ai la sensation physique de crépitement avec une boule dense au creux de mon estomac. Au même moment, un ciel mouvant et ondulant apparaît dans la maloca. Il est fait de gros nuages, ronds et globuleux, bleu marine, emplis de scintillements lumineux et de crépitements. C'est magnifique... On dirait le Palais des Mille et une nuits... l'illustration d'un conte. Le voilà, le cosmos demandé... Je trouve pourtant ce ciel très bas, tellement qu'on pourrait presque le toucher des mains. Le fait que ce soit si bas provoque chez moi une légère sensation d'oppression... Ayahuasca aidant, mon ventre se rappelle à moi et je m'éclipse dans la nuit pour rejoindre les sanitaires et aussi (surtout) pour m'extraire de la vision de ce ciel si bas. Je ne me presse pas, je respire profondément dehors... J'entends chanter Wiler de l'extérieur de la maloca. Je suis *mareada*.
En sortant des sanitaires, je distingue dans la nuit les deux bancs qui sont situés de part et d'autre de la porte d'entrée, devant la maloca. Sur l'un, un garde armé est assis à califourchon, le fusil à plat sur les genoux ; l'autre garde est endormi à demi couché sur une chaise basse à côté de lui, ses deux mains tenant le fusil sur son ventre... de toute évidence, il est surpris dans son sommeil par ma présence silencieuse et inattendue ; il sursaute

dans la nuit, ressaisissant son arme... Je fais un geste d'apaisement des deux mains en disant tout doucement *"Ok... Ok ?"* l'air de dire *"Ce n'est que moi !"*... Je me pose devant lui et à côté de l'autre. Je me sens bien, là, avec les deux gardes. Je décide d'y rester quelques minutes. Quelques gouttes de pluie tombent, je contemple le ciel qui scintille également... pas seulement à cause des étoiles nombreuses... chaque goutte, que je vois tomber au ralenti, est enserrée de petits points lumineux, c'est vraiment très beau cette aura scintillante. Et, je suis là, un peu nauséeuse, le nez en l'air, à regarder le toit brillant de milliards de lumières microscopiques. C'est tout simplement magnifique. Quelle vision j'ai là ! C'est un feu d'artifice en cinémascope.

Je décide de revenir m'asseoir à l'intérieur pour continuer les visions en profitant pleinement de ce long Icaro chanté par Wiler. Chose incroyable, je comprends directement en français cet icaro qui est, de fait, chanté en Shipibo... et les chants suivants également. Mais comment est-ce possible ? Cette connaissance subtile et directe me sidère. Omnisciente à cet instant, je comprends que c'est le Verbe qui crée le Monde, la Vibration du Son. Mes milliards de cellules savent déjà cela. Ces visions multiples à géométrie variable, colorées et magnifiques, ne durent que le temps de la parole prononcée... elles sont intimement liées et enchaînées au Verbe. Elles se meuvent en même temps que le chant comme si chaque mot, chaque son avaient une vibration particulière capable d'entraîner avec eux un cortège de visions à la vibration identique... Quelle magie !

Je suis connectée intérieurement avec Wiler et communique en télépathie avec lui... Je n'ai alors que le temps de saisir mon seau pour accueillir le fruit de mon vomissement : une boule, molle comme de la mozzarella et ronde comme une grosse balle de ping-pong. Je m'étonne intérieurement en vomissant cet unique objet, totalement surréaliste :
- *"Mais qu'est-ce que c'est que ça ?!?"*
La Madre, grande nettoyeuse et donneuse de sens, me répond immédiatement :
- *"Ce que tu vomis là, c'est le pardon que tu avais préparé pour ton ex-mari, mais que tu ne lui as jamais donné et qui est resté coincé dans ta gorge..."*.
Voilà, c'est parti... Pourtant, je me souviens lui avoir écrit quelques années auparavant une lettre magnifique... Apparemment, cela avait été suffisant

sur le plan conscient, mais pas du tout acquis sur le plan inconscient... La Madre, décidément, sait débusquer nos secrets les plus intimes enfouis dans nos mémoires cellulaires et nos petits arrangements avec la Vie.
Enfin, ça, c'est fait. Je m'allonge. Ricardo chante le dernier icaro, ferme la cérémonie et invite ceux qui le souhaitent à regagner leur chambre. Je me relève vivement au son du *Terminado !* pour m'envelopper dans le chant puissant de milliards d'insectes et d'oiseaux inconnus dont je ne verrai jamais la couleur. Seule avec moi-même sous ma moustiquaire tendue, le regard perdu dans le noir relatif, j'ai soudain une vision de Wiler en Europe qui fait une cérémonie avec plusieurs personnes et chante des icaros... Est-ce possible ? L'avenir le dira. Mes visions ne sont pas du tout terminées, elles ont commencé tard... et je vais rester quelques heures ainsi avec toutes ces perceptions élargies, une compréhension subtile du monde, une ouverture des sens et des visions paisibles et magnifiques, préludes à mon endormissement. Cette cérémonie était la dernière, celle où Ricardo fermait nos diètes. Je n'aurai plus à aller à 16 heures à la Maison de médecine pour prendre mon verre de Boahuasca...

Samedi 10 août 2013
Débriefing de la dernière cérémonie à 9h

Ricardo nous donne quelques précisions :
Hier soir, nous avons fermé et protégé vos diètes. Vous pouvez reprendre sel, sucre et sexe, mais pour l'alcool, vous devez attendre au moins quinze jours. Certains d'entre vous ont atteint les objectifs fixés au départ. Certains autres ont besoin de continuer. Il faut libérer les corps pour pouvoir entrer dans la Lumière et la Paix profonde intérieure. Nous avons fait le maximum en quinze jours. Toutes les visions d'obscurité que vous avez pu avoir sont les énergies que l'Ayahuasca vous a révélées. C'est sur cela que nous devons travailler. Il faut compter un mois minimum pour réaliser complètement ce travail pour la plupart des gens.

Témoignage de retour

Un battement de quatre mois me paraît suffisant pour avoir aujourd'hui un peu de recul sur l'expérience vécue. Je dirais que ce qui a, pour moi, caractérisé ce voyage en Amazonie c'est tout d'abord l'enchantement et la magie. Cette expérience est venue renforcer ce que je ressentais concer-

nant la puissance et la qualité vibratoire des plantes. Auparavant, je ressentais les plantes et les arbres comme dotés d'une intelligence, avec une capacité à communiquer, dispenser des soins et transmettre des informations, à laquelle j'étais très sensible. J'avais déjà un rapport particulier aux arbres, lequel s'est tranquillement développé au fil du temps, au point d'établir parfois un dialogue avec eux, lorsque la situation se présentait. Cette expérience au Pérou a renforcé ce lien et confirmé ce que je ressentais.
L'Ayahuasca n'est pas comme toutes les plantes puisqu'elle est appelée la Madre. Les indiens Shipibos-Conibos la nomment ainsi parce que pour eux, elle est la Mère de toutes les plantes. Cette plante est un Etre hautement évolué. A ce titre, elle a accès à la totalité de ce que nous sommes, dans cette vie-là mais également concernant les mémoires des différentes incarnations, dont celles qui sont animales. J'ai pu expérimenter cela, lors de notre aventure en Amazonie : l'Ayahuasca va chercher dans les moindres recoins de notre être les éléments perturbateurs qui ont impacté notre système psychique, émotionnel et physique et qui empêchent un fonctionnement optimal de notre être. Pour moi, donc, la plante est un maître qui nous enseigne et il convient de se préparer avec respect et humilité à cette rencontre avec la Madre.
Cette plante est tout à la fois une médecine qui nettoie et qui dégage mais également une maître enseignante qui transmet, donne et partage. Je suis une psychologue, partie à sa rencontre avec une humilité teintée de respect, sur son chemin et dans son pays pour apprendre de cette magnifique transmission. J'y suis allée pour me parfaire et pour expérimenter.

Cette rencontre a été un enchantement. Je savais que j'allais rencontrer une Maître et je m'y suis bien préparée... presque un an auparavant. Lorsque je parle de préparation, je fais référence au maintien d'une fréquence vibratoire élevée. Cela passe (entre autres) par une alimentation saine et vivante (le plus possible), pas d'ingestion de produits transformés, boire l'eau la plus pure possible et maintenir un contact avec la Nature.
Le travail a été grandement facilité puisque ma nourriture se compose d'ordinaire de fruits et de légumes, le tout, bio et cru à 80% et d'une eau puisée à plus de 700 mètres de profondeur pour unique boisson. Je me suis donc préparée au mieux, en me reliant le plus souvent possible à l'énergie des arbres, en supprimant toute boisson alcoolisée puis, les derniers temps, le sel et le sucre. Lorsque je suis venue au Pérou, j'avais

quelques intentions, quatre exactement :
- La première était de me débarrasser de staphylocoques dorés... pour cela, je dirais que la problématique a beaucoup diminué mais qu'elle est toujours là. (PS : En relisant mon tapuscrit, en juillet 2014 soit un an après cette aventure, force m'est de constater qu'aujourd'hui cette problématique est entièrement réglée. Je n'ai plus aucun désagrément d'aucune sorte lié aux staphylocoques dorés. L'homéostasie est entièrement rétablie dans mon organisme).
- La deuxième était de continuer le développement de ma spiritualité, ce que j'ai fait au simple contact de la plante. À partir du moment où j'ai ingéré l'Ayahuasca, l'esprit de la plante a été en moi. Pour garder ce contact intact, il m'a suffi de maintenir une fréquence vibratoire compatible avec la sienne. Aujourd'hui, la Madre est toujours en moi et elle continue, à ma demande, de travailler au quotidien sur moi. Cela se traduit par des situations à vivre qui sont là comme autant de leçons à apprendre, d'épreuves à passer. Je me suis inscrite dans une démarche d'amélioration continue et suis venue sur cette terre pour vivre cela, alors je le vis pleinement. Je fais mon maximum. J'essaie d'accueillir avec équanimité toutes ces situations qui me sont données à vivre car elles me font grandir, me nourrissent et, par capillarité, nourrissent le monde. Parfois, il ne m'est pas facile de vivre dans la déliquescence de notre société. Les énergies urbaines sont très lourdes et ne se prêtent pas aisément au travail intérieur ou disons plutôt qu'elles me demandent de plus grands efforts que dans un environnement optimal comme celui de la forêt, de la montagne ou de la mer.
- La troisième intention était de me relier à d'autres plans dimensionnels, ce qui a été fait puisque je suis passée, avec cette expérience de la quatrième à la cinquième dimension. Pour rappel, lorsque j'évoque les différentes dimensions, je fait référence pour la première dimension à la barbarie, pour la deuxième dimension à la guerre organisée, pour la troisième dimension à la dualité (ce qui caractérise notre civilisation occidentale), pour la quatrième dimension à l'unification de l'être et au développement de la médiumnité et, pour la cinquième dimension, à la capacité à communiquer avec d'autres plans évolués de conscience. Mission accomplie.
- La quatrième intention était de développer ma créativité, car les lourdes responsabilités des dix dernières années, non seulement avaient effondré mon système immunitaire mais, de plus, m'avaient coupée de ma créativité.

Moi qui faisais du piano, du violoncelle, du modelage, un peu de croquis rapide et de peinture, j'ai vu ma créativité se tarir au fur et à mesure de mon évolution professionnelle. Pire, le fait de créer une entreprise a mobilisé la totalité de mes énergies disponibles et je ne faisais plus rien d'autre. Aujourd'hui, soit quatre mois après, je visite de nouveau les musées, les expositions de peinture. Je me suis racheté des ouvrages d'art, du matériel de peinture et je pense intégrer un atelier pour apprendre les techniques anciennes.

Donc, pour moi, le bilan est très positif. L'Ayahuasca m'a comprise, nettoyée et je lui en suis profondément reconnaissante. Le travail continue chaque jour et je dois dire que c'est un grand bienfait que d'avoir son médecin personnel intégré... Par respect pour cette relation privilégiée, je continue de m'alimenter de la même manière. Fruits, légumes, eau... il m'arrive parfois de boire une coupe de champagne, un ou deux verres de vin et, chaque fois, je vérifie que la connection est toujours active. Voilà pour l'alimentation. La Madre continue d'échanger et de me faire travailler différents aspects de mon être, plus subtilement que durant les cérémonies. Je considère que la médecine dont j'ai pu bénéficier est d'une qualité exceptionnelle qui travaille comme j'aime, c'est à dire sur tous les aspects de mon être : physique, émotionnel, mental et spirituel.

Savoir si je recommanderais de traverser l'océan pour se faire soigner ainsi ? La réponse est oui, sans équivoque, mais néanmoins avec quelques observations :

- je pense qu'il est souhaitable, tout d'abord, de ressentir un appel intérieur pour expérimenter cette médecine qui s'inscrit dans une autre culture. La cosmogonie des shipibos-conibos et, au-delà, leur lien avec la Nature et les différents règnes, pourra surprendre le visiteur qui n'a pas lui-même développé cette approche spirituelle de la Matière.
- ne prendre la décision de partir au Pérou qu'après s'être bien documenté et, notamment, choisir un centre sérieux avec des chamanes aguerris et reconnus pour leurs qualités. Ceci vous évitera d'errer dans les villes à la recherche d'un chamane hypothétique avec le risque encouru de tomber sur un escroc et d'ingurgiter des produits potentiellement toxiques.
- ces plantes-maîtresses sont des médecines. Aussi, il me paraît très important de rappeler que vouloir aller là-bas juste pour un trip est très hasardeux car les nettoyages du corps et de l'âme s'effectuent à partir du moment où vous ingérez la potion et le nettoyage pourra paraître vraiment

pénible pour ceux qui ne s'y seront pas préparés ; sans compter que les visions peuvent être extrêmement sombres pour les personnes lorsque l'Ayahuasca cure la fosse de notre inconscient. J'ai vu certains participants brassés et hagards, au lendemain de cérémonie difficiles... ils avaient le teint verdâtre et une furieuse envie de rester seuls, de dormir, ne trouvant goût à rien d'autre et cela, durant plusieurs jours.

• je recommande de mettre en place la diète suffisamment tôt car ainsi, une purification du corps physique s'effectue en douceur. Les personnes qui m'ont accompagnée s'étaient préparées à peine un mois avant. Je pense, avec le recul, que cela est largement insuffisant ; en témoignent les nombreuses piqûres de moustiques dont mes amis ont pu être victimes tout le long du séjour. La diète sur plusieurs mois permet vraiment d'équilibrer le corps. Il n'est plus à démontrer que l'alimentation européenne est particulièrement acide avec la consommation de viandes, charcuteries, laitages, fromages, pâtes, pains, sucre, farine et sel raffinés, gluten, sodas, alcool... elle est vraiment toxique pour le corps et génère énormément de pathologies lourdes à moyen ou long terme. Cette acidité affaiblit le système immunitaire et favorise le cancer, les maladies cardio-vasculaires, le diabète, l'hyper-tension, etc. Lire à cet égard les publications ou regarder les vidéos sur le sujet des Professeurs Henri Joyeux, David Servan-Schreiber et Dominique Belpomme, des Docteurs Jean-Pierre Willem et Jean Seignalet pour ne citer qu'eux... Ne pas hésiter à regarder les nombreuses vidéos de Irène Grosjean, naturopathe ou de Thierry Casasnovas, lequel donne, en toute simplicité, beaucoup de conseils très accessibles pour accompagner les personnes dans la détoxination du corps et aide à préparer la transition alimentaire. Une personne qui a l'habitude de se nourrir de produits transformés entretient un terrain à pathologies et devient, dans notre cas, (détail qui a son importance) une friandise pour les moustiques. J'évoque ici les insectes, ce qui est un détail, mais je pense qu'il y a un lien entre notre niveau de préparation physique, mentale et la pénibilité du nettoyage effectué par l'Ayahuasca. Il est donc nécessaire de se préparer largement en amont sur le plan physique en changeant son alimentation et en privilégiant les fruits et légumes, frais, souvent crus et biologiques.

• faire la cure des reins et du foie du Dr Clark, pour purifier les organes et le corps.

• se faire accompagner sur le plan thérapeutique, en amont, par un praticien qui travaille sur les plans physique, émotionnel, mental, spirituel, généalo-

gique et énergétique, de manière à bien se préparer et dégager le terrain. Bref, faire appel à un thérapeute holistique, transpersonnel ou intégratif pour lequel ce que j'évoque là représente le quotidien.
• se relier davantage à la conscience du vivant, c'est-à-dire développer la connaissance des mondes minéral et végétal. Je dis bien connaissance, je ne dis pas savoir. Les plantes et les minéraux sont des êtres vivants qui vibrent, ont une fonction et une mémoire. Je sais que je vais en faire bondir certains… mais bon, on ne peut pas appréhender la réalité du monde dans les seuls livres. Il faut bien expérimenter un peu. Par exemple, intégrer la méditation dans sa vie, privilégier une alimentation vivante et bannir les éléments toxiques est un préalable à cette connaissance. Le vivant ne s'arrête pas à ce que nous pouvons appréhender avec la seule vue. La reliance aux différents règnes suppose d'avoir su dépasser les croyances erronées et, naturellement, d'avoir augmenté sa fréquence vibratoire, ce qui implique notamment de veiller à la qualité de nos pensées, paroles et actions, dans un premier temps.
• être humble et respectueux vis-à-vis de cette médecine qui vous rappellera à l'ordre si vous oubliez de l'être.
• prévoir d'y aller directement un mois pour travailler encore plus profondément.
• si vous prenez des médicaments, pensez à vérifier auprès du médecin du centre choisi (s'il y en a un), qu'ils sont compatibles avec l'Ayahuasca.
• il y aurait encore beaucoup d'autres recommandations à faire mais disons que celles-ci sont les principales.

Un an et demi après cette expérience, la médecine de l'Ayahuasca est toujours présente en moi et je veille à ne pas couper la connection en gardant une alimentation saine. Ma santé est optimale et j'ai le sentiment d'être en harmonie sur tous les plans avec un environnement renouvelé sous bien des aspects. La dimension spirituelle s'est trouvée renforcée puisqu'à ce jour ma communication avec la plante est quasi quotidienne. J'y pense souvent, parfois je lui demande de travailler davantage sur tel ou tel aspect de ma vie, de favoriser un nettoyage… Que de métamorphoses et de changements consécutifs à cette expérience : déménagement, distension voire rupture de liens avec certaines personnes, nouvelles amitiés, nouvelles rencontres, nouvelles activités… bref, évolution et enrichissement à tous les étages. Cela s'est imposé à moi, je ne l'ai pas cherché. J'ai ainsi quitté un vieux monde et, à mon grand étonnement, tout un cercle de connaissances qui correspondaient à ce vieux monde... j'ai choisi de ne pas opérer de résistance aux changements qui se présentaient à moi et tout s'est passé dans la fluidité. Ma médiumnité s'est, depuis, également développée, avec notamment des messages qui me viennent au petit matin concernant des personnes ou des situations, une défunte qui m'a rendu visite une nuit, la transmission psychique d'une technique de soins énergétiques, des synchronicités journalières, etc.

Concernant ma pratique professionnelle et la prise en charge thérapeutique de patients, même si cet épisode a constitué une grande ouverture, cela n'a pas fondamentalement bouleversé ma façon de travailler. Je pense que cela aurait pu opérer un changement chez un thérapeute peu sensibilisé aux dimensions énergétique, spirituelle, transgénérationnelle, karmique... Mais je suis déjà plus que sensibilisée, cela fait maintenant partie intégrante de ma conception du monde.

Depuis de nombreuses années, l'approche énergétique de la médecine indienne est intégrée à ma pratique en travaillant, entre autres et par exemple, avec le champ vibratoire des minéraux et celui des arbres. Je m'inscris, par ailleurs, dans le courant de la psychologie transpersonnelle et j'utilise, à ce titre, divers outils comme les états modifiés de conscience, la respiration holotropique, les méditations guidées, la psychogénéalogie, etc. Donc oui, la médecine de l'Ayahuasca a bien été une découverte remarquable sur un plan personnel mais elle n'a pas eu d'incidence directe sur ma pratique professionnelle.

Par contre, certains aspects de ma vie se sont trouvés raffinés et cela a donc contribué à augmenter ma fréquence vibratoire, ce qui bénéficie directement aux patients qui rentrent en connection avec mon champ d'énergie. Cela permet d'élever le leur momentanément provoquant ainsi chez eux un nettoyage énergétique.

Je peux revenir sur quelque chose qui a été très important... Les huit cérémonies auxquelles j'ai participé au Pérou ont permis, notamment, de faire émerger une problématique inconsciente en lien avec le pardon. Le travail a été effectué par la plante-maîtresse seule... Elle m'a montré ce qu'elle avait repéré comme dysfonctionnement, m'a dit à quoi cela correspondait puis elle l'a dégagé... physiquement. Je n'ai pu que le constater. C'est un fait. La libération de cette problématique très précise m'a permis de fluidifier mon rapport à l'homme. Ce n'est pas rien. C'est le genre de détail qui peut vous faire rater votre vie amoureuse car... sans pardon sincère, pas d'Amour. La rancœur, le ressentiment ou bien encore la colère, même refoulés, sont des sentiments de basse vibration qui ne peuvent coexister avec l'Amour : si vous êtes dans la vibration de la colère, vous n'êtes pas dans la vibration de l'Amour. Pour que l'Amour puisse advenir dans une vie, il est nécessaire que l'énergie puisse circuler de manière fluide dans les corps subtils. L'Ayahuasca a permis cela, elle a permis que cela recircule. Rien que pour cette seule cérémonie, l'expérience valait la peine d'être tentée. Magnifique expérience.

Merci encore aux chamanes. Merci à l'Ayahuasca et à la Chacruna pour leurs bons soins. Merci à tous mes amis pour ces beaux moments de partage et pour leur confiance.

Nathalie

47 ans, hypnothérapeute

Intentions :
• Augmenter ma connection pour m'aider dans ma fonction de thérapeute, de manière à ce que ce soit plus fluide.
• Ouverture du cœur.
• Meilleure connection à l'univers.

Plante à diéter prescrite par Ricardo :
Suelda con Suelda.

CARNET DE CÉRÉMONIES

Lundi 29 juillet
Première cérémonie

On arrive les uns après les autres et on s'installe sur les matelas disposés en cercle autour de la maloca. Le chamane nous appelle successivement pour prendre l'Ayahuasca puis les lumières sont éteintes. On attend. Au bout d'une demi-heure, ils commencent les chants. Je commence à en sentir les effets, mais c'est surtout physique. Des nausées, mais je n'ai pas envie de vomir, une impression de déformation de la réalité... J'attends les visions. À un moment, j'ai l'impression d'avoir dormi ou rêvé, je rouvre les yeux, je replonge puis je comprends. Les visions ne viennent pas de l'extérieur, elles sont à l'intérieur de moi comme si je plongeais dans un espace intérieur infini qui s'élargit au fur et à mesure que j'y avance. J'éclate de rire, je vais continuer de rire pendant toute la cérémonie. La puissance de l'effet me fait jubiler, je n'en reviens pas, je retrouve le plaisir des états de conscience modifiés vécus avec d'autres substances, mais en dix fois plus fort que tout ce que j'ai pu expérimenter. Incroyable ! mes expériences précédentes m'aident dans ce voyage, j'adore ça. D'abord les couleurs fluorescentes puis les formes géométriques, je reconnais les motifs des bijoux et de l'artisanat des vendeurs de rue, ou la structure en bois du toit de la maloca. C'est comme des connections infinies qui se font dans toutes les directions au fur et à mesure que je pose mon attention dessus, comme d'être au cœur de la Matrice. J'ai l'impression de pouvoir tout comprendre et tout savoir, il suffit de demander... Toutes les questions qui me viennent trouvent une réponse instantanément. Les icaros s'accordent parfaitement avec l'effet : ils sont comme une texture. À un moment, je me recentre. Quelles sont donc mes intentions ? Je suis étonnée de constater comme ma pensée peut être claire et lucide au milieu de cette tempête de sensations : ne pas se laisser embarquer, distraire... ma conscience est comme un phare, un point fixe, une référence qui survole un océan tumultueux. Amusant contraste. Puis je repars, sentiments de joie, plénitude, amour universel, j'en ai les yeux humides. Parfois mes bras se lèvent pour danser avec les chants avant de retomber lourdement inertes. Lâcher prise. Parfois, je chantonne doucement avec les chamanes, je fais un chant continu comme pour les accompagner. Ça fait vibrer mon corps et je sens que ça me fait monter en fréquence. Parfois, je ressens le besoin de souffler comme le bruit du vent. Soudain, je prends conscience du silence de mes camarades, je m'inquiète que mes rires ou bruits ne les importunent. Je me retiens et puis j'oublie. Attends, c'est bon... Liberté du rire. Parfois, les chamanes s'arrêtent, on les entend discuter et rire eux aussi, je me sens solidaire, je ris avec eux. Pas de parano ! Je le remarque et l'apprécie, car je sais que je peux avoir facilement cette tendance. Alban vient chercher chacun, tour à tour, pour être chanté individuellement. Vision de folie que ces hommes blancs avec leur point de lumière rouge (pour se repérer dans le noir de la maloca, chacun d'entre nous est habillé en blanc, et l'accompagnateur nous guide à l'aide de sa petite lampe rouge)... On dirait vraiment un film de science-fiction.... c'est tout flou... les formes blanches laissent comme des traînées lumineuses stroboscopiques. Cela renforce encore mes rires. Il ne vient pas pour moi. J'apprendrai plus tard qu'Alban, étant lui-même sous l'effet de l'Ayahuasca, dans la confusion, m'a oubliée. Là encore, je le constate, mais ça ne me touche pas ! J'apprécie, car la blessure d'abandon ou d'exclusion est mon point faible et que ce genre de choses peut me perturber facilement. Je note que quand c'est plein de joie ou de plaisir à l'intérieur, ces incidents glissent sans m'atteindre. J'ai ri comme un petit enfant que l'on jette en l'air ou que l'on met dans un manège. J'ai ri de surprise, d'incrédulité devant la vastitude et l'énormité de l'expérience.

Mardi 30 juillet

Tout le monde a été bien secoué hier soir. On apprend que la deuxième cérémonie aura lieu ce soir, on pensait avoir un jour de répit. Outch ! Au debrief, Ricardo convient de baisser les doses. Ce soir, ce sera nettoyage... et pour moi qui n'a pas encore été chantée, également ouverture de la diète, car c'était la fonction des icaros individuels de la veille.

Deuxième cérémonie

On est tous assez fatigués. Un peu d'appréhension et, déjà, la nausée à la simple idée de reboire l'Ayahuasca : demi-dose ce soir. Les effets sont plus longs à monter. Plus d'une heure. Un début de vision très différent de la première fois, des formes plus courbes comme des vers, des couleurs moins flash... plutôt noir, blanc, marron... Puis pendant une demi-heure, je me sens vraiment très mal. Corps souffrant. Et d'un coup, plus rien ! L'effet est passé, il me reste un peu d'ivresse, mais très légère. Le mental revient en force. Je commence à m'ennuyer. Impossible de me connecter à la plante, aux icaros ou à mes intentions. Juste envie de dormir. Alban vient me chercher pour être chantée par Ricardo, je me lève et marche sans problème. Le chant commence, il est très doux, mais en même temps, Wiler fait le sien et braille d'une façon insupportable. Ça écrase tout. Ça m'agresse, j'ai envie de lui hurler de la fermer. C'est pénible. À la fin, j'aurai quand même droit à trois minutes seule... mais bon... Puedes volver a tu espacio... (tu peux retourner à ta place).
Retour, je continue à m'ennuyer et à attendre la fin. À un moment, les chants s'arrêtent et, dans le silence, un avion traverse le ciel puis la pluie se met à tomber doucement, c'est très beau, apaisant. Communion de la Nature comme un doux nettoyage. Le seul effet notable que j'aurais eu de toute la soirée, ce sont des mouvements de serpents dans mon corps qui se tord et ondule (corps, bras, mains) l'idée me vient que je pourrais utiliser ça dans mes massages ou en travail énergétique. À la fin, Wiler entonne un long et très pénible chant où il hurle encore de façon répétitive et saccadée, c'est insupportable, j'ai envie de sortir, je finis par me boucher les oreilles. Quand ça s'arrête enfin, le silence est un apaisement incroyable. Je me dis qu'il l'a fait exprès pour nous pousser à bout et son chant me fait penser à l'agitation du mental et des pensées qui se bousculent et comprendre comme c'est bon de revenir au calme du vide.

Jeudi 1er août
Troisième cérémonie

20 h : on est prêts, tous allongés dans la maloca, plus nombreux ce soir. Il y a les quatre Américains plus les deux filles Russes. On demande nos doses d'Ayahuasca et je prends presque comme le premier jour. Je reste bien droite. Au début, ça fait comme un scintillement coloré puis, assez vite, je déconnecte deux ou trois fois comme si je m'endormais. Ça va être comme ça toute la nuit. Je sens que je suis mareada mais je n'ai pas de vision, pas de mouvements du corps. Parfois, j'essaie de parler à l'Ayahuasca, mais rien ne se passe, j'écoute les icaros. C'est très doux, ce soir. On dirait des berceuses, Wiler me chante. Je m'allonge, mais Joe me suggère de rester assise, ce que je fais. Ça tangue, ça oscille et en cinq minutes, je vomis mes tripes, enfin ! Ça fait du bien. Je me sens mieux après. Impression d'une grande clarté d'esprit comme s'il était plus vaste. Je retourne à ma place et je parle encore à l'Ayahuasca, j'aimerais bien avoir des images. J'entends (ou je me dis dans ma tête) :

- Ce n'est peut-être pas ça l'important...
- Ah bon ?
- Ce n'est peut-être pas ça qu'il faut chercher, reste dans la simplicité, ne cherche pas l'extraordinaire, reste centrée.
Je prends conscience que, toute la nuit, j'ai été distraite, pas assez concentrée. Distraction et éparpillement sont les mots qui me viennent. Zut, j'ai raté... je reparle à l'Ayahuasca et j'entends :
- Qu'est-ce que tu veux ? tu ne m'as rien demandé...
- Oups, eh bien disons : ouverture du cœur, amour universel ! Et là, je sens une chaleur qui irradie de mon cœur dans tout mon corps puis dans toute la maloca. Ok, pas mal. Je pose quelques questions, j'ai l'impression d'être une géante et d'avoir une autre géante en face qui me répond. Ce n'est pas une vision, juste un ressenti. Elle a quelque chose de froid. Les réponses fusent, immédiates. Comment me connecter ?
- Reste simple, centre-toi et demande.

Ouais, ok... en même temps un peu des lieux communs...
C'est quoi mon problème : manque d'amour de la mère, ouais, ça aussi je le sais déjà. Je décide de tester, je pose la question pour quelqu'un d'autre.

La réponse est plus longue à venir et finit par arriver. Je ne sais pas si j'ai une connection avec quelque chose ou si je me fais un délire dans ma tête pour tromper la frustration du manque d'effet. J'ai en tout cas l'impression d'une clarté d'esprit étonnante. Je me sens en pleine forme et j'ai faim. Quand la cérémonie se termine, je passe deux heures à papoter avec Alexia qui, bien que n'ayant pas eu de visions, est encore bien dans l'ivresse. Conclusion pour la prochaine séance : en prendre encore un peu plus et surtout rester concentrée et demander.

Vendredi 2 août
Quatrième cérémonie

20h. Ce soir je prends une forte dose, j'aimerais bien retrouver la puissance des effets du premier jour. Je m'efforce de rester à peu près droite, les effets physiques sont assez forts, je sens que l'Ayahuasca agit, mais je n'ai ni vision ni message et mon esprit reste assez clair. J'écoute les chants, je suis tout ce qui se passe, parfois j'ai une absence puis, je reviens, très présente. Je sens que je commence à m'affaler un peu et décide de me redresser. Le résultat est immédiat. En trois minutes, je me mets à vomir. C'est plus dur que la veille, je sens le goût dégueulasse de l'Ayahuasca dans la gorge et son odeur. Ça me dégage.

Puis Joe vient me chercher pour être chantée par Ricardo, je tangue un peu, mais me déplace assez facilement et m'assieds en tailleur. Le chant est très doux et délicat, cela me touche beaucoup. Mon corps et mes bras ondulent. J'ai l'impression d'être devant un charmeur de serpent. Les sons semblent me caresser. Je retourne à ma place, le chant suivant est encore plus léger et subtil et m'émeut au point que les larmes coulent. Je sens mon cœur s'ouvrir, mais je trouve que mon esprit est trop clair, trop conscient et je me sens frustrée de visions. Je décide donc de rentrer plus à l'intérieur dans le but de retrouver l'ivresse, résultat je m'endors plusieurs fois. J'essaie de parler à l'Ayahuasca, mais je me sens loin.

La cérémonie est terminée, j'ai encore l'impression d'être passée à côté. Je me dis que c'est juste un psychotrope et qu'il faut y croire pour vivre l'expérience de la connection à l'Esprit. Peut-être que j'ai trop l'habitude des drogues pour que cela me secoue suffisamment.

Lundi 5 août
Cinquième cérémonie

20h. Je prends un plein verre, quasi le double ou le triple de mes camarades. Une petite appréhension, surtout de la nausée, car faut-il le rappeler, c'est tout de même infectement dégueulasse. Je prends soin de me rincer un peu la bouche pour en atténuer le goût. Bizarrement, je me sens très vite plutôt bien. Effets agréables. Je reste droite, je me concentre et appelle les visions qui viennent. Je demande plus de couleurs. Ça vient. Je demande des images ayant du sens, mais non... c'est comme si une partie de moi profite et vogue pendant qu'une autre analyse. Que trouver comme message, qu'avoir à décrire ou à écrire ? Enfin, je me sens décoller...

J'écoute les icaros. Je reconnais Alban qui chante. Ricardo lui laisse la place, mais il chante tout bas. Il n'ose pas prendre sa place. Au début, c'est doux et puis ça devient un peu ennuyeux. On dirait un moustique en bruit de fond. Et puis, il se lâche et part à fond sur un rythme très rapide, il chante bien, mais au bout d'un moment, j'ai l'impression qu'il est parti dans son délire... il ne s'arrête plus. Il a pris la scène et il ne veut plus la lâcher. Ça dure des heures... Je le sens décalé par rapport à l'énergie du moment qui était plutôt douce et subtile. Sur ce, ça me fait atterrir. Parties, les visions... je suis super lucide, totalement dans le mental et bien contrariée. Je vais passer une partie de la nuit à batailler avec ça. Chaque fois que j'arrive à lâcher et à repartir, et dès qu'il y a quelques secondes de silence, il recommence avec le même air rapide. Pourtant, à un moment, j'arrive à prendre conscience que la véritable source de mon inconfort, c'est finalement moins son chant que l'agacement obsessionnel de mon mental. Mon incapacité à lâcher ça et à mettre mon attention ailleurs. Oups ! Ça me fait rire... Puis je demande à l'Ayahuasca un message, j'attends une vision ou une déclaration dans ma tête, mais, bizarrement, la réponse est une sensation dans mon corps. C'est très fort. C'est comme de percevoir soudain le monde par les sensations uniquement plutôt que de passer par le mental. C'est une totale banalité, l'idée est évidence. Le retour au corps et aux sensations est même l'un de mes outils principaux comme thérapeute. Mais là, j'ai l'impression de le redécouvrir, de l'intégrer. Étonnant. Je prends conscience de l'espace entre l'expérience et l'idée, la représentation de l'expérience. Ricardo va me chanter. Comme j'ai vomi juste avant, j'ai l'esprit très clair et je m'assieds très droite. Alors que j'attends le début du chant, Alban repart dans un solo excité. Je commence à me braquer mais, cette fois, j'arrive à me recentrer. Je mets toute mon attention sur le chant et mes sensations, je ressens Alban comme mon mental agité, mais il ne m'atteint plus. Il s'arrête enfin laissant Ricardo finir en petites touches fines. Je suis, cette fois, restée immobile tout du long mais, juste à la fin, mes mains qui étaient posées l'une sur l'autre se détachent d'elles-mêmes... mon corps et mes bras s'ouvrent ! Belle manifestation physique du process à l'œuvre. Fin de la cérémonie, je sors de la maloca et regarde la voûte étoilée et cela me fait remonter un souvenir : allongée au milieu de la Nature, la nuit avec une amie, à regarder le ciel. Les larmes me remontent aux yeux, pure émotion. Je mets quelques secondes à comprendre. Un moment de totale connection avec l'autre, avec l'Univers, ouverte à la magie et à l'immensité du monde. Sans pensée. Je retourne m'allonger dans la maloca et laisse remonter d'autres souvenirs de moments semblables, juste dans le cœur et, pour chacun, l'émotion est la même. Je comprends que je ne dois pas attendre le spectaculaire ou l'extraordinaire ni que l'Ayahuasca soit plus forte que moi. Ça peut marcher pour certains peut-être... pas pour moi ! J'ai poussé mes limites trop loin pour ça... Pour moi, le chemin est dans la simplicité et ne peut venir que de moi, que de l'intérieur.

Mardi 6 août
Sixième cérémonie

20 h... ou comment l'Ayahuasca se moque bien de moi et de mes conclusions hâtives. Ce soir encore, je prends une bonne dose. À peine avalée, je sens que c'est trop. Deux jours de suite avec trois heures de sommeil, je reste suspendue au bord de l'écœurement, j'attends juste de pouvoir vomir. Les chants commencent et, assez vite, je perds conscience, écrasée par le produit. Je reviens. L'effet est très fort. Au bout d'une ou deux heures, je vomis enfin. Contrairement aux autres fois, cela n'atténue pas mon ivresse. J'ai des visions. S'alternent quelques images noires : des vers, des images de boue et d'autres lumineuses, scintillantes. Les noires m'étonnent plus qu'elles ne me gênent. C'est un peu comme si c'était la même chose. Je demande la Lumière. En même temps, mon corps se tord dans tous les sens, les bras aussi. Mon visage grimace. J'ai l'impression d'être dans un monde extra-terrestre, d'être une forme de vie primitive. C'est d'une vio-

lence incroyable, mais plutôt agréable. Je comprends que mes expériences précédentes étaient plutôt gentillettes à côté. Là, pas de mental, pas de contrôle, pas de discours. L'Ayahuasca a pris possession de moi et ça ne rigole pas, je suis sa chose. À un moment enfin, je reprends un peu pied et je décide que j'en ai marre de ramper. Il est temps de se redresser, ce que je fais et soudain, l'espace s'ouvre... c'est toujours aussi fort, mais je suis au-dessus. J'observe tout et je prends beaucoup de plaisir. Joe vient me chercher.

Wiler me chante et c'est très puissant, très doux aussi. Je suis totalement centrée sur son chant, droite sur mon matelas. Je sens toutes mes cellules, tout mon corps qui s'ouvre. J'ai un sentiment de joie et de plaisir intense. À la fin, je sens ma tête qui s'allonge vers le haut et le haut de mon crâne qui s'ouvre, comme si mon chakra coronal établissait, par l'intermédiaire d'un tube, une reliance avec le ciel et le cosmos. Sensation d'extase dans tout le corps. Énorme sourire. Merci. Bon, ce coup-ci, j'ai senti un truc. Je retourne à ma place et garde ce plaisir et cette vivacité dans le corps et l'esprit. À un moment, je sens que l'effet s'estompe, je pense que c'est fini puis j'essaie de me souvenir comment c'était pour le fixer dans ma mémoire. Je ferme les yeux et tords un peu mon corps et ça remonte presque aussi fort, ça m'épate. J'ai l'impression que c'est moins dû à l'Ayahuasca qu'à mon état intérieur. Quand la cérémonie se termine, je suis encore bien mareada mais très lucide. Il n'est que minuit trente, je n'en reviens pas, j'ai l'impression que cela a duré très longtemps. Je reste un bon moment dans la maloca paisible et endormie à profiter. Quelle ouverture !

Jeudi 8 août 2013
Septième cérémonie

20h : je prends "*medio normale*", il me le sert bien tassé, un peu plus que je ne prévoyais. J'avale cul sec. Le goût est toujours infect, mais cela ne me rend pas malade. Quand Ricardo commence à chanter, j'ai l'impression qu'il peine. Il est tout seul à chanter et manque un peu de puissance. Wiler ne le rejoindra que longtemps après et Alban chantonne dans son coin, à peine audible. Sur ce, je prends conscience au bout d'une heure que je suis bloquée sur ces pensées et ne décolle pas. Je me recentre donc sur moi et mes intentions et commence à ressentir les effets. Par rapport à la cérémonie précédente, c'est de la promenade. J'ai quelques visions, beaucoup de filaments lumineux et de couleurs que je fais évoluer et une bonne ivresse. À un moment, je décide que l'effet dans mon corps n'est plus agréable et qu'il est temps de vomir. Facile : de ma position allongée, je me redresse vivement et ça sort aussitôt. À ce moment précis, me vient la pensée "blessure d'abandon" (que j'ai rajoutée à mes intentions en début de séance suite à une conversation de la veille) et j'ai la sensation profonde de la vomir de mon ventre, de mon corps, de ma vie. Je le sais, je n'ai pas comme à mon habitude le doute que je me fabrique une histoire. C'est une évidence. Et en même temps, j'ai l'impression d'un espace qui se crée et qui s'ouvre sur les côtés de ma tête comme si on m'enlevait un étau dont je n'avais pas conscience. Je vomis plusieurs fois avec cette pensée et cela fait du bien. Je suis contente d'avoir décidé de vomir et je comprends que je n'ai pas à me laisser ballader et dominer par l'Ayahuasca, mais qu'au contraire, je peux reprendre le contrôle, mais pas le contrôle mental qui est le contraire du lâcher-prise, mais plutôt comme reprendre les rênes de son destin. Je décide donc de mes visions, les provoque et les oriente. J'ai beaucoup d'images d'espace, de ciel étoilé, de galaxies.

Je parle à l'Ayahuasca et lui demande la cause de ma blessure d'abandon... je reçois la réponse déjà entendue dans une conversation de la semaine :
- *Cela vient du manque de regard et d'amour du père, de son indifférence.*

Je pose plusieurs autres questions et les réponses sont évidentes. Plusieurs sont issues des réflexions et discussions de la semaine. Et je comprends que les réponses sont à saisir aussi dans les synchronicités ou le quotidien. Cette prise de conscience, de même que le contenu des messages sont des évidences, mais, là encore, c'est comme si je l'intégrais réellement comme si ça percutait à un autre niveau que celui de la compréhension mentale. Je ressens aussi la confiance de ma valeur et de ma légitimité comme thérapeute. L'Ayahuasca me confirme aussi ce que je suis venue chercher :
- *Quant à la connection aux autres, il suffit d'ouvrir ton corps, ton cœur, ton regard, ta parole.*

À plusieurs reprises, au cours de la cérémonie, je ressens des picotements dans tout le corps et comme un scintillement de lumière. C'est très agréable. À d'autres moments aussi, je me redresse en tailleur et tends mes mains jointes vers le ciel, comme une flèche. Je sens mes paumes qui brûlent et reste ainsi une ou deux minutes. Quand Wiler me chante, je sens cette fois, non pas juste le coronal qui s'ouvre et monte, mais tout le corps. Mes bras s'ouvrent et flottent en légère lévitation. Tout mon corps s'étire, il est attiré vers le haut pendant que la base reste profondément ancrée dans la terre. Comme d'habitude, gros sourire, sensation de joie profonde. Sur la fin de la cérémonie, je parle un peu à l'Ayahuasca, mais j'ai la sensation d'avoir terminé ce travail. Il y aura sans doute d'autres choses à faire, mais quand tout cela sera vraiment intégré dans ma vie.

Vendredi 9 août
Huitième cérémonie

Je prends une dose normale. Je sens que je suis très réceptive ce soir. Les effets commencent au bout de dix minutes ! Très vite, ça décolle fort ! Mon corps devient très lourd, je me sens écrasée. Ça pourrait même faire un peu peur, mais je me résous à faire confiance. Pas le choix de toute façon ! Immobilisée, plaquée sur mon matelas, j'attends.
Après un moment, ça commence à se calmer un peu, l'étau se desserre et quand les chants commencent, je pars à fond. L'effet physique est puissant, mais agréable et, pour la première fois, je commence à avoir des visions figuratives. Je ne reconnais pas vraiment ce que c'est, mais ce ne sont pas des motifs géométriques comme les autres fois. Les images sont très claires, plutôt des paysages de jour, ciel ou mer. Je sens beaucoup de joie et de plaisir. Les chants sont d'une douceur et d'une finesse extrêmes, presque tendres. J'ai l'impression d'être un bébé ou un poussin. Je suis assez inerte, plutôt à l'intérieur et un peu affalée, mais dans un grand bonheur. Ça dure environ une heure. Puis l'esprit des chants change. On passe à une autre phase et je commence à mettre mon attention plus à l'extérieur. Je suis bien maréada et resterai couchée, mais avec le sourire collé aux lèvres, toute la cérémonie.
J'écoute et je regarde. Parfois je repense à mes intentions du soir et les répète comme une comptine. À un moment, Marie-Pierre commence à gémir et va pomper l'attention pendant au moins trois heures. Elle est chantée en même temps qu'Alexia que je plains, car ses plaintes perturbent son chant. Puis Joe va s'occuper de Marie-Pierre pour essayer de la calmer.

J'ai un moment de compassion pour elle, mais je comprends vite qu'elle se laisse juste embarquer dans son film, n'arrive pas à avoir conscience d'elle-même et qu'il faut la laisser essayer d'apprendre à gérer ça !
Heureusement, je suis trop bien pour me laisser aspirer par elle et je me recentre pour revenir dans le bien-être. J'apprécie mon détachement, car mon mental est d'habitude beaucoup plus facile à se laisser entraîner. Je souffle aussi sur elle et sur toute la maloca pour envoyer de l'énergie positive et un peu de ma joie, car je sens que Marie-Pierre peut plomber tout le monde (comme elle l'a déjà fait). J'utiliserai souvent le souffle pendant cette nuit. À certains moments, j'ondule et je danse doucement sur le son et je me sens dans la sensualité de ma féminité (l'une de mes intentions). Je pose aussi souvent mes mains sur mon ventre, qui va beaucoup travailler, grogner, bouger. Mes mains chauffent et sont très activées. Je pense que c'est la Suelda con Suelda qui commence à s'intégrer. Ça fait comme de longs gants d'énergie. Je vomis, mais reste fortement *maréada*. Quand je suis chantée par Ricardo, je me reprends pour rester bien droite en tailleur. Et là, soudain, le truc improbable, fou : je me mets à briller ! Je suis lumineuse et la lumière émane de moi et éclaire même un peu à côté ! Je n'en reviens pas. Je me dis qu'il doit y avoir une source extérieure. Je ne comprends pas. Je regarde derrière moi, c'est tout noir, autour, à côté, idem ! Je me regarde à nouveau. C'est tout lumineux ! J'ai un large sourire. C'est jubilatoire. Je me demande si Ricardo le voit. Moment magique.
Cette joie durera toute la nuit ! Plaisir, souffle, sourire, mains chaudes, sensation de scintillement de l'Ayahuasca dans tout le corps.
À la fin de la cérémonie, je suis encore pleine de cette énergie magnifique et positive. J'envoie même quelques bouffées de ma joie vers les chamanes, en remerciement.
J'ai l'impression qu'ils la reçoivent, car ils rient et réagissent quand je le fais (délire sans doute, mais, qui sait !). Puis on se met à discuter avec Alexia. Sa soirée a été perturbée par Marie-Pierre, mais elle est bien maréada ! On rit beaucoup, on se raconte nos vies, très complices et bien parties.
Cette cérémonie a été la plus forte du séjour, comme un dépassement, un aboutissement de tout ce que j'ai vécu ou affronté pendant toutes les autres. Je me sens bien, j'ai la sensation d'avoir atteint mes intentions. Nettoyer, connecter, ouvrir ! Je sens que le process est en cours et j'attends impatiemment de découvrir comment ça va s'incarner, évoluer et se mettre en place dans ma vie à partir de maintenant. Merci !

Retour d'expérience quatre mois après

Dans les intentions que j'avais posées au début de l'aventure, je souhaitais l'aide de l'Ayahuasca dans mon activité de thérapeute, pour améliorer mon intuition, la justesse de mon accompagnement et pour moi, plus d'ouverture et de connection. Même si je n'avais pas d'attentes précises sur la forme que cela prendrait, la plante m'a surprise. C'est comme si elle n'était jamais là où je l'attendais. Chaque cérémonie a été différente et a travaillé ce qui était nécessaire à ce moment là, empruntant des chemins imprévus. Malgré l'intensité, voire la violence parfois, de l'expérience, j'ai vécu certains moments proches de l'extase, un profond lâcher-prise et je remarque les effets bénéfiques que ce voyage intérieur a eu sur moi.

Je n'ai pas eu vraiment de révélations, plutôt des nettoyages et une intégration plus profonde de compréhensions qui n'étaient jusqu'alors qu'au niveau du mental. Certaines choses ont changé directement, d'autres continuent d'évoluer. Par rapport à ma pratique (et aussi plus généralement), j'ai la sensation très nette d'avoir lâché quelque chose par rapport aux doutes (sur l'efficacité, les choix, la légitimité). Certains sont nécessaires, je pense, car ils permettent de se remettre en question mais d'autres empêchent simplement d'agir et d'avancer. J'ai pu faire le tri entre les deux.

J'ai appris à mieux me faire confiance et je sens que mon accompagnement est plus fluide. En me libérant de l'effort et d'un désir de contrôle, je me suis ouverte à plus de justesse et de possibilités.

Sur un plan plus personnel, j'ai été confrontée à certaines émotions telles la colère ou le rejet, que j'avais appris à gérer en travaillant sur moi, mais qui restaient parfois des endroits de fragilité. Depuis l'Ayahuasca, mes réactions dans ces situations difficiles semblent atténuées. Je les repère, les observe, mais en souffre beaucoup moins et parviens à m'en détacher plus facilement.

De façon générale, j'ai gardé cette impression de mieux trouver en moi ce point de tranquillité au milieu de la tempête, de moins m'identifier aux ressentis négatifs. Je me sens plus tranquille dans mes relations aux autres.

Enfin, les sensations de circulation de l'énergie, de connection et d'ancrage sont plus profondes et je suis plus sensible aux synchronicités.

J'ai conscience qu'une totale implication a été, et continue d'être, indispensable dans cette évolution, mais l'Ayahuasca a été un magnifique accélérateur !

Alexia

23 ans, étudiante en ingénierie électronique.

Intentions :
• Régler les crises de spasmophilie
• Travailler la féminité
• Développer l'intuition et la patience

CARNET DE CÉRÉMONIES

Lundi 29 juillet 2013
Je me réveille vers 5h du matin. Je décide de rester dans le lit pour récupérer du voyage. Environ une heure après, je me lève et vois Claudine et Sylvie assises sur les bancs. Je les rejoins pour une discussion matinale. Après quelques minutes, je commence à me sentir mal. Je connais trop bien ces douleurs dans le bas du ventre : c'est une crise de spasmophilie. Cela m'arrive parfois avant d'avoir mes règles.

Cela se traduit par d'atroces douleurs dans le bas du ventre, une vieille douleur à la hanche droite (j'ai eu un rhume de hanche à 7 ans et des problèmes réguliers jusqu'à mes 16 ans) qui se réveille et, si je ne fais rien, comme une paralysie des membres qui progresse vers le tronc. Mes extrémités sont crispées au point que j'en perds momentanément le contrôle. Souvent, j'ai trop mal pour parler et je suis peu consciente de ce qui se passe autour de moi. La seule solution que l'on m'ait apportée à ce jour est de respirer tout de suite dans un sac plastique jusqu'à ce que ça passe.

Je m'allonge par terre, me tordant de douleur, criant et grimaçant. Claudine, Sylvie et Raoul me font des soins énergétiques. On me met sur un drap et me porte à la maloca. Ricardo me fait une soplada d'Agua de Florida. Je sens un apaisement quand il me souffle dans le dos. Joe me propose des pilules pour faire passer la douleur. Je les refuse, j'ai une sainte horreur des médicaments. Quand mon état s'améliore et mon visage se décrispe, on me laisse me reposer. Pour la première fois après une crise, je ne dors pas. Je somnole simplement. Pourtant cette crise est l'une des plus fortes que j'ai eue. Elle fut courte (on m'a rapporté 45 minutes), mais je supplie que ce soit la dernière ! Après un peu de repos, vient le temps de notre première réunion avec le curandero Ricardo, Joe et Alban pour faire part de nos intentions, ce sur quoi nous voulons travailler. Je suis un peu surprise de devoir le faire devant le groupe, je m'attendais à un entretien individuel. Je n'ai rien à cacher aux autres, j'ai expliqué à plusieurs d'entre eux les raisons de mon voyage à la suite de ma crise, mais demande quand même à partager mes intentions en privé. Je souhaite expliquer ma crise et clarifier certaines de mes intentions.

Initialement, j'avais demandé à travailler la féminité, la patience et l'intuition. Après la crise, je me rends encore plus compte de l'importance de me libérer du poids de mes relations chaotiques avec mes parents. Je demande donc à travailler et évacuer cela, à me reconnecter à ma féminité (très liée à mes parents) et à développer mon intuition. Joe me répond que si l'on me nettoie la problématique de mes parents, la médiumnité viendra d'elle-même. Nous sommes parfaitement d'accord.

Lundi 29 juillet 2013
Première cérémonie

La première cérémonie commence à 19h30. Nous nous installons dans la maloca pour prendre notre premier verre d'Ayahuasca. Une fois installée sur mon matelas, je me sens agitée, nerveuse à l'idée de commencer l'expérience. Je réalise que je vais prendre une substance très puissante et suis un peu incertaine des effets que cela aura sur moi, n'ayant jamais pris de médecine de ce genre avant. Je m'avance donc, toujours nerveuse, vers Wiler et bois le plus rapidement possible : le goût est très amer et reste dans la gorge un long moment. C'est très désagréable mais je suis plus préoccupée par les effets à venir. Je n'ai que très peu d'effets. Je ressens un étau à la tête et un mal de crâne me suivra tout le long de la soirée. Je me sens très fatiguée, sonnée. J'ai du mal à ouvrir les paupières, elles sont comme collées et quand j'y parviens, j'ai la sensation que mes yeux sont très secs, c'est douloureux. Je n'ai pas eu de visions. Je tente de rester éveillée tant que je n'ai pas été chantée, mais Alban vient me tirer d'un demi-sommeil. Je titube jusqu'à Ricardo. De retour sur mon lit, je m'allonge de tout mon long. Je sens mes règles arriver et m'autorise enfin à dormir.

Mardi 30 juillet 2013
Je me réveille peu à peu dans la maloca. Je partage mon expérience avec Nathalie, à côté de moi. Elle a eu beaucoup de visions, de couleurs et a bien ressenti les effets de la plante. J'ai la forte intuition que je suis la seule à ne pas avoir eu d'effets notables. Mes craintes sont rapidement confirmées dès que je discute de leurs expériences avec les autres. Je suis un peu déçue, mais ce qui m'embête le plus, c'est de ne pas pouvoir participer à la prochaine cérémonie à cause de mes règles. Faire un si long voyage et ne pas pouvoir travailler sur moi autant que je le voudrais est très frustrant. D'autant plus que la crise de la veille a redoublé ma motivation à résoudre pour de bon mes problèmes avec mes parents. Je passe globalement une journée où je me sens déçue, un peu triste et où je ne comprends pas pourquoi je ne peux pas travailler quand je le souhaite. Raoul et Sylvie prennent le temps de me parler. Ces discussions sont éclairantes et réconfortantes. Je décide donc que je travaillerai de mon côté en me connectant, de loin, à la cérémonie le soir venu. En attendant, je me sens épuisée par la cérémonie de la veille. Je passe une bonne partie de la journée à dormir, allant même jusqu'à manquer le déjeuner.

Deuxième cérémonie

L'heure de la cérémonie arrivant, je m'approche de la maloca pour souhaiter un bon travail au groupe et retourne m'allonger dans ma chambre. Je me centre, me connecte au groupe et répète mes intentions. Après un certain temps, quand les icaros ont commencé, je sens comme une boule d'énergie qui arrive de la maloca... S'installe alors un mal de crâne identique à celui de la veille mais modéré cette fois. Puis, je sens deux anciennes douleurs se réveiller : l'une à la hanche droite et l'autre à la cheville droite (où j'ai eu plusieurs entorses). Je m'endors peu après, soulagée d'avoir pu, moi aussi, travailler ce soir.

Jeudi 1er août 2013
Troisième cérémonie

Aujourd'hui, je décide de prendre une grande dose d'Ayahuasca pour augmenter les effets et travailler plus. Je ne sais pas si c'est une bonne idée. Je me sens tout d'abord complètement assommée, cassée. Ensuite, je suis

comme absorbée par un tourbillon hyperpuissant. Je perds l'équilibre et la connection à la réalité. J'ai l'impression que tout tourne autour de moi. Je commence alors à paniquer : l'effet est très violent et soudain. Je sens mon cœur battre à tout rompre et décide de me calmer. J'ouvre les yeux et prends de profondes inspirations.
Puis, mon mental se réveille et il m'est impossible de le faire taire. Je n'ai que des pensées énervantes et agaçantes. Pourquoi n'ai-je pas lâché prise? Pourquoi suis-je venue ici, si je n'ai pas d'effet avec l'Ayahuasca ? Je n'arriverai pas à faire ce que je suis venue faire ! Etc., etc.
J'attendais des effets extraordinaires et surprenants or, je n'ai pour résultats qu'un magnifique mal de tête, une sensation de mal-être général, un mental d'acier qu'il me semble impossible de faire taire et des nausées sans pouvoir vomir... Rien de très réjouissant ! Plus mon mental me bombardait de ces pensées nocives, plus je m'énervais contre moi-même de ne pas être capable de le faire taire, de me centrer et de me laisser aller. Je savais parfaitement que ces pensées m'empêchaient de me connecter à l'Ayahuasca, je savais très bien aussi qu'il me fallait faire taire ce mental, mais cela me semblait totalement hors de portée. Ce qui m'énervait et me frustrait d'autant plus. Je me disais : "Arrête, mais arrête de penser cela, ça ne te sert pas, au contraire, ça inhibe tout !". Tout ce manège dura pour moi une éternité et je sentis disparaître le peu d'ivresse que le verre d'Ayahuasca m'avait procuré. J'étais totalement claire, à tel point que je me rappelle avoir pensé pouvoir faire un exercice de maths si on me le demandait.
Puis, Marie-Pierre a commencé à crier et jurer. Elle avait l'air de souffrir beaucoup et j'en étais assez perturbée. Elle répétait sans cesse Ce n'est pas possible ! Ce n'est pas possible ! C'était très impressionnant et je suis sûre que cela n'a pas perturbé que moi. Je voulais l'aider, mais ne savais pas vraiment quoi faire... Et puis, je me disais qu'Alban gérerait mieux la situation que moi. J'étais persuadée que si je m'étais laissée aller dans ce tourbillon un peu plus tôt, je serais dans le même état qu'elle. J'ai dû m'endormir avant la fin de la cérémonie, car en me réveillant, le lendemain matin, je me sens encore sous les effets de l'Ayahuasca. Il m'est très difficile de suivre une conversation : je ne me rappelle pas plus loin que les deux à trois dernières phrases (au mieux) et j'oublie souvent même de quoi je parle. Ça ne m'était jamais arrivé avant et je dois dire que c'est déstabilisant ! Si je ne parle pas, je suis dans mes pensées (beaucoup moins lourdes qu'avant) et je passe, de souvenir en souvenir, comme un voyage dans ma mémoire.

Quand j'entre dans un souvenir, je me sens comme si je le revivais : j'ai les mêmes sensations et pensées qu'à l'époque du souvenir. Ces effets mettent quelques heures à s'atténuer. Je pense alors que c'est dû à la forte dose que j'ai pris hier soir et décide de prendre une quantité plus raisonnable ce soir.

Vendredi 2 août 2013
Quatrième cérémonie

La cérémonie d'aujourd'hui a été un peu décevante pour moi. Globalement, elle a été très similaire à celle d'hier, le grand vertige-tourbillon en moins. Comme prévu, j'ai pris une plus petite dose qu'hier. J'étais donc un peu moins assommée. J'ai toujours ce mal de tête caractéristique. Je passe une bonne partie du temps à me battre avec mon mental et réussis à l'écarter par moments, sans que cela soit suffisant pour pouvoir travailler efficacement avec l'esprit de la plante. À côté de cela, je me sens très fatiguée de manière générale. Je peux dormir toute la journée et avoir un sommeil de plomb la nuit ! Je commence à penser que l'Ayahuasca n'est peut-être pas l'outil qui me convient ou alors je ne sais pas l'utiliser correctement. Contrairement aux autres, je n'ai pas eu de messages, visions ou autres formes d'aides de la part de la plante, donc je doute un peu de son efficacité sur moi. Je décide de mettre à profit le week-end pour oublier ces pensées peu constructives et revenir lundi pour une cérémonie efficace.

Lundi 5 août 2013
Cinquième cérémonie

Après deux jours sans Ayahuasca, je suis remise de mes nausées et me sens prête pour la cérémonie de ce soir. J'ai senti que j'avais beaucoup travaillé et suis sortie très satisfaite. Je suis parvenue à rester centrée pendant toute la cérémonie pour la première fois. J'avais formulé une belle intention, claire et précise. J'ai trouvé les chants très doux comparés aux autres fois où ils pouvaient me paraître désagréables voire agressifs. Là, au contraire, je sentais qu'ils m'aidaient beaucoup : j'ai même ressenti que les icaros me faisaient vibrer tout le corps à quelques reprises. C´était très bénéfique. Dans le même temps, je n'avais plus cet étau aux tempes. Mon ventre travaillait lui aussi beaucoup. Ce soir là, je fus chantée en premier par Wiler.

Son chant était encore plus doux et puissant. Je bâillais longuement, tellement que j'avais des larmes aux yeux. Je coulais même un peu du nez ; mon ventre travaillait encore plus intensément et j'eus un spasme, sans rien vomir pour autant. Je sentais aussi comme si des énergies remontaient en moi et sortaient par la bouche et le haut de la tête. De retour à ma place, je suis restée bien centrée sur mes intentions jusqu'à la fin de la cérémonie.

Mardi 6 août 2013
Sixième cérémonie

Il m'est de plus en plus difficile de boire l'Ayahuasca. Rien que l'idée me donne littéralement des haut-le-cœur, des frissons dans le dos et/ou des nausées. C'est donc avec peine que je bois le verre de ce soir. Quand les effets se font sentir, je me sens comme assommée. Je fais mon possible pour rester éveillée. Quand Ricardo me chante, comme la veille, je baille, j'ai les larmes qui montent, je crache beaucoup dans mon seau. Je sens encore comme si je me vidais de mauvaises choses en moi par l'intermédiaire des bâillements. J'ai aussi une migraine qui s'intensifie devant lui. Je sens que c'est bénéfique et que j'élimine des choses via le sommet de mon crâne. Peu avant d'être appelée pour être chantée, je vomis. Au lieu d'être libérateur, ce fut très désagréable. Sentir tout mon ventre se tordre et vomir dans un râle pour me sentir vidée et épuisée après, est, en effet, peu plaisant. De retour à ma place, je me sens comme si je m'étais vidée de mes énergies durant mon chant. Je m'endors peu après, ne me sentant plus capable de travailler pour ce soir.

Jeudi 8 août 2013
Septième cérémonie

Lors du dernier débriefing, il m'a été conseillé de prendre plus d'Ayahuasca. C'est avec un peu d'appréhension, surtout par rapport au goût, que je m'approche pour boire. Étonnamment, je suis moins dégoûtée que lors de la dernière cérémonie... C'est bon signe... De retour à mon matelas, je me centre bien, donne mes intentions à l'Ayahuasca. Aujourd'hui, je veux un grand nettoyage. Je le lui dis et j'ajoute que j'accepte de vomir, d'avoir la pire diarrhée ou tout autre symptôme physique possible, mais je veux me nettoyer au maximum. Tout de suite, je bâille longuement, les larmes me montent et je crache énormément dans mon seau. Les chants commencent, je vomis au bout de 10 à 15 minutes et je vomis beaucoup. Très bien ! l'Ayahuasca m'a entendue ! J'ai la certitude que j'élimine des blocages. Je remercie l'esprit de la plante et lui demande de me nettoyer encore davantage.

Je reste bien centrée et je me laisse aller. Je sens qu'aujourd'hui j'ai une bonne connexion avec la plante. J'ai confiance. Mon mental se tait (enfin!) et c'est un grand bonheur ! Après un certain temps, je sens comme un fourmillement dans toutes mes jambes et un peu sur le thorax. J'accueille et laisse évoluer. Je ne sais pas si c'est parce que l'on a beaucoup parlé de serpents ces derniers jours avec le groupe, mais je me sens comme à l'intérieur d'un serpent, ou alors en train de changer de peau. Je laisse et j'observe, je n'ai absolument aucune peur par rapport à ces nouvelles sensations et je m'en étonne moi même. J'ai quelques motifs Shipibos-Conibos en vision, mais ce n'est pas très net. Cela ressemble plus à un scintillement un peu flou. Cela ne m'inquiète pas, je ne me focalise pas du tout sur d'éventuelles visions : je sais que ce n'est pas LA condition pour travailler, et puis je pense en avoir fait mon deuil la semaine dernière. Je pense être plus réceptive aux sensations et aux sons. Avec une vision, je risque de me dire que j'ai tout rêvé et que je confonds mes rêves avec la réalité. En ayant ces semblants de visions, je commence à penser à une araignée (je pense que c'est aussi dû à une conversation que nous avons eue dans la journée sur ce que voient les curanderos de nous) et imagine une patte de mygale contre un mur. Je dis alors à l'Ayahuasca : Je sais que je ne suis pas une araignée, ce n'est pas la peine d'essayer de me le faire croire ! et voyant que je n'arrive plus à me focaliser sur autre chose, je demande à l'Ayahuasca de ne pas me montrer cela. Je n'ai pas peur mais je choisis de ne pas voir ce genre de choses aujourd'hui, tout comme je choisirais de ne pas manger tel ou tel plat. Je ne sens pas que ça puisse m'être bénéfique. Alors que mes pensées d'araignée disparaissent, je me sens très connectée à l'Ayahuasca et heureuse de cette connection. Quand je suis appelée pour être chantée par Wiler, je suis légère, un peu comme ivre de bonheur.

Le curandero commence son chant pour m'ouvrir la vision et, au bout de quelques minutes, je ressens une joie très puissante et sincère. Un grand soulagement au niveau du haut du dos, d'entre les omoplates jusqu'aux cervicales. Comme une chape de plomb qui disparaît soudainement. Depuis une à deux semaines, je me sentais voûtée, je ne pouvais pas me tenir droite, même en faisant des efforts. Là, j'étais droite comme un i et le restait, sans que cela ne me pose problème. Incroyable pour moi ! J'éprouvais une joie sans bornes qu'il ne m'était jamais arrivé de ressentir jusque-là. Le sourire jusqu'aux oreilles, je remerciais l'Ayahuasca de m'aider autant, ainsi que Wiler et Ricardo pour leurs chants. Je me répétais qu'il fallait absolument que je revienne pour un autre séjour afin de finir mon travail de nettoyage. De nouveau sur mon matelas, les jambes en tailleur, je restais aussi droite que devant Wiler. Je repensais à quel point il était difficile pour moi de rester dans cette position, il y a un an de cela, quand j'ai suivi un cours de méditation Vipassana. Puis, je me centre et demande à travailler plus encore. Mais j'étais tellement heureuse que j'avais du mal à rester concentrée et je sentais bien que, physiquement, la soirée avait été éprouvante. J'attendais donc patiemment la fin de la cérémonie pour aller me reposer et être prête à profiter de la dernière cérémonie.

Vendredi 9 août 2013
Huitième cérémonie

Ce soir étant la dernière cérémonie, je compte bien en profiter pleinement. J'ai pu avoir une belle connexion à l'Esprit de la Plante hier, j'espère la retrouver aujourd'hui pour me nettoyer plus encore. Je bois pour la dernière fois l'Ayahuasca et c'est déjà un soulagement de savoir que je ne boirai plus ce mélange infâme (au moins avant un bon bout de temps)!
C'est donc bien décidée que je me prépare à la cérémonie. Je m'assois, me centre sur mes intentions, ne me laisse pas perturber par les mouvements des autres. C'est lorsque je sens l'ivresse monter avec ses premiers effets que j'entends Marie-Pierre s'agiter de plus en plus, et commencer à se plaindre d'une grande douleur. Je suis alors très agacée. Nous lui avons déjà fait remarquer la semaine dernière que ses cris avaient dérangé beaucoup de gens pendant la cérémonie et voilà qu'elle recommence ! D'autant plus que je comptais vraiment tirer le maximum de cette dernière cérémonie : c'était ma dernière chance ! Je perds totalement ma concentration et, grosse erreur de ma part, me focalise sur ma colère. Je suis consciente que c'est comme un test, qu'il faut que je me détache de tout ce qu'il se passe autour pour travailler sur moi, mais cela m'est impossible. Je fulmine en silence et toutes mes tentatives pour oublier ses complaintes et me recen-

trer sont complètement vaines. Ironie de ma colère, je suis appelée avec elle pour être chantée. La pauvre doit quand même souffrir beaucoup, elle a du mal à rejoindre Ricardo. Pendant le chant, j'ai tout autant de mal à me concentrer, entendant sa souffrance d'encore plus près. Joe l'aide alors à rejoindre sa place. Il essaye de la soulager et je le distingue, lui faisant des sopladas d'Agua de Florida, lui soufflant de la fumée de mapacho sur le visage et lui parlant doucement. À ce moment-là, je ne comprends pas très bien pourquoi on n'essaye pas de l'aider à l'extérieur de la maloca. Toute cette agitation ne doit pas déranger que moi quand même ? À la fin de la cérémonie, je suis déçue d'être passée à côté si bêtement et regrette de ne pas pouvoir me rattraper avec une autre chance.

Retour d'expérience quatre mois après

Quatre mois après l'aventure, les effets sont plutôt positifs. Les effets constatés quelques semaines après notre départ du centre se poursuivent. Mon alimentation est de plus en plus saine et, ce, sans grands efforts. Je suis tout simplement davantage attirée par les produits frais et verts, et plus que très rarement par des produits transformés. C'est un grand soulagement pour moi qui essayait, en vain, de manger sain. Il y a, bien sûr, toujours quelques efforts à faire pour que mon alimentation soit parfaite, mais le changement depuis mon expérience avec l'Ayahuasca est palpable et durable, ce dont je ne peux que me satisfaire.
Il en va de même pour mes menstruations qui sont, depuis mon retour, devenues normales. Je n'ai plus ni douleurs, ni crise de spasmophilie et mon cycle est enfin devenu régulier. Là encore, c'est une grande victoire pour moi. J'ai aussi pu remarquer que, depuis ce voyage et pour la première fois, je me souviens de mes rêves. Jusqu'alors, dès mes yeux ouverts, il m'était pratiquement impossible de me rappeler mes aventures nocturnes. Grâce à ce nettoyage intérieur avec l'Ayahuasca, mon intuition se développe aussi peu à peu. De plus en plus souvent, la prochaine phrase, le prochain geste ou la prochaine idée de mon interlocuteur me vient à l'esprit avant que celui-ci ne l'exprime. Enfin, mon entourage a remarqué que j'étais plus sereine, moins encline à réagir à des propos qui me déplaisent. Tous ces changements confirment ma première intuition lorsque nous étions encore au centre : les effets de l'Ayahuasca sont bien réels, même sans avoir de visions. C'est en tout cas mon expérience. Quatre mois après, je

considère donc mes objectifs atteints, tant sur le plan physique (menstruations), que sur celui de ma personnalité puisque ma féminité s'est développée. Je suis plus calme, plus patiente, plus douce qu'auparavant. Je ne peux donc que recommander à quiconque cette expérience. En effet, je pense que cette approche de la médecine est très complète, respectueuse du patient, saine et sans danger. Le nettoyage est à la fois émotionnel, physique et spirituel - difficile donc de faire plus complet ! C'est une méthode active, chacun choisit ses intentions et travaille à son rythme. Avec l'Ayahuasca, cette approche holistique de la médecine montre son efficacité sur une grande diversité de maladies et traumatismes émotionnels. C'est une expérience unique, les icaros sont à la fois puissants et efficaces, tout en faisant résonner des choses différentes à chaque cérémonie. C'est donc une méthode thérapeutique que je recommande à tous ceux qui se sentent responsables de leur santé et de leur bien-être.

Cela fait maintenant un an et demi que nous avons quitté le Pérou, et, personnellement, les changements que j'ai décrits quatre mois après l'aventure se poursuivent. Je continue d'améliorer mon alimentation, j'ai, à ce jour, perdu 13kg [depuis le Pérou]. Encore une fois, je n'ai pas une alimentation absolument irréprochable (qui peut résister à un bon morceau de chocolat de temps en temps?), mais je sais que ce qui n'est pas bon pour moi m'écœure de plus en plus rapidement et je ressens même une urgence pour un bon fruit frais. Je mange moins en quantité, sans pour autant me priver ou avoir faim dans la journée.

Les crises de spasmophilie ne sont plus qu'un (très) mauvais souvenir et les douleurs menstruelles résiduelles diminuent chaque mois en intensité. Je note que mon intuition se renforce toujours, lentement cependant. J'attribue cela à un grand travail de nettoyage émotionnel nécessaire avant. Ma priorité est de me nettoyer, à tous les niveaux, donc je n'attends pas de grands changements sur ce plan pour le moment. Je me demande parfois si la plante est encore en moi, mais je sais que je n'avais pas une connexion très claire au Pérou. Je pense que oui, mais il ne m'est pas encore possible de bien communiquer avec elle. Dans un futur proche, peut-être ?

Mes relations avec les autres ont beaucoup changé, depuis l'expérience avec l'Ayahuasca, dans le sens où beaucoup de gens ont simplement disparu de mon cercle d'amis ; particulièrement ceux avec lesquels je ne pouvais pas être 100% moi-même, 100% honnête. Ceux avec lesquels je faisais attention de ne pas partager des expériences comme celle du Pérou, ceux avec lesquels je me sentais obligée de jouer un quelconque personnage. Cela s'est fait sans heurt ni drame... simplement une perte de contact, parfois soudaine, avec des personnes de mon entourage. De nouvelles personnes sont apparues dans ma vie, avec lesquelles je peux m'ouvrir totalement (et réciproquement) et ainsi créer d'authentiques amitiés. Il me semble que l'Ayahuasca m'a aidée à faire un nettoyage sur ce plan là aussi.

Un des effets non attendus de la plante a peut-être été de réaliser quelle *control freak* je suis. Je fais mon possible pour travailler là-dessus et je m'inquiète moins de ce qui peut m'arriver dans le futur. J'imagine des options de plus en plus à court terme et j'apprends à laisser venir les évènements à moi. Je peux maintenant, dans certaines conditions, lâcher le contrôle que j'aime avoir sur les choses et me laisser aller au moment présent. Je suis alors envahie d'une grande joie, relativement inexplicable et surprenante au début.

Un autre aspect est d'avoir réalisé que régler, définitivement, tous les problèmes reliés aux parents, devait être la priorité pour moi et que c'est une étape cruciale pour mon développement personnel. J'étais consciente que c'était important, mais l'urgence ne m'était pas aussi évidente avant le voyage. De manière générale, je suis très satisfaite de mon expérience. Cette médecine me paraît méconnue dans notre société or, à elle est surprenante d'efficacité et mériterait d'être mise à l'honneur et plus facilement accessible. Elle est différente de notre médecine allopathique en ce que le patient y est davantage actif : il devient co-acteur responsable de sa propre santé et j'affectionne tout particulièrement cet état d'esprit. C'est un travail individuel qui s'effectue en profondeur. Je n'ai jamais été très confiante vis-à-vis de la médecine allopathique, tout simplement parce que je n'ai jamais vu de médecin aussi soucieux de ma santé que moi-même. De plus, la liste des effets secondaires sur les médicaments que j'ai pu prendre m'a toujours rendue perplexe quant à leur efficacité : si cette gélule est bonne pour moi, pourquoi y a-t-il autant de risques potentiels qu'elle me fasse du mal ? Enfin, l'idée de soigner avec les plantes, d'utiliser le vivant pour soigner le vivant me plaît beaucoup. Je pense avoir toujours été respectueuse du monde végétal, mais, depuis cette expérience, je lui accorde un plus grand potentiel ; je le considère plus puissant et lui donne davantage d'importance. Je le perçois moins comme un règne qui joue son rôle passivement.

Jean

46 ans, thérapeute énergéticien, shiatsuki, praticien Reiki, magnétiseur.

Intentions :
• Dégagement total des traumas et mémoires familiaux
• Tensions au niveau du sacrum
• Diarrhées depuis 2 ans
• Découvrir qui je suis vraiment
• Développement spirituel
• Développement de ma créativité et de ma capacité d'apprentissage des langues

Plante à diéter prescrite par Ricardo :
Boahuasca + cocktail de gingembre et autres plantes pour les problèmes de diarrhée.

CARNET DE CEREMONIES

Lundi 29 juillet 2013
Première cérémonie

La cérémonie commence à 20 h. C'est la première cérémonie. J'entre avec un peu d'appréhension. Tout le monde est là, étendu en arc de cercle, chacun sur son matelas, attendant dans le silence son tour pour aller boire son verre d'Ayahuasca. Je bois l'Ayahuasca parmi les derniers. Ça a un puissant goût de brûlé qui me brûle justement la gorge. Ricardo, le chamane, nous dira le lendemain que l'Ayahuasca est forte et donne chaud, car elle vient du feu. Elle mijote dans la marmite pendant des heures sur le feu. Je commence à partir dans le rêve au bout de vingt minutes, une demi-heure. Je prends comme une grosse claque, j'expérimente tout de suite la puissance de l'esprit de la plante. Cela me submerge, me recouvre et me secoue. Je vois des dessins gigantesques qui bougent dans tous les sens, à plusieurs vitesses. Cela ressemble beaucoup aux dessins faits par ordinateur que montre le film *Blueberry* de Jan Kounen. Ce sont des motifs géométriques plutôt gris ou noirs dont je vois tous les détails même les plus fins. Je me sens mal : je n'arrive pas à me poser et je bouge sans arrêt sur mon matelas. Je me demande ce que je fais là et quand est-ce que ça va finir ? Puis les icaros commencent à être chantés, je suis envoûté par leur mélopée et mes pieds commencent à danser d'eux-mêmes, puis mes mains. Pendant de brefs instants, je suis comme un petit enfant heureux qui danse de joie. Puis, de nouveau, je suis brassé avec la nausée. Cette nausée va aller et venir pendant toute la cérémonie et au moins plusieurs heures après la fin. J'ai du mal à tenir en place sur mon matelas, tout bouge, tout devient vivant, tout devient démesuré en taille et en sons. Mon acuité s'est développée énormément et ma conscience fonctionne à toute allure. J'ai l'impression que ça dure une éternité. Alban vient me chercher pour que Wiler me chante. Je ne sens pas d'effets sur moi, c'est pour ouvrir la diète de la plante maîtresse (Boahuasca) que je dois prendre demain. Au bout d'une heure, je me lève pour me soulager aux sanitaires. Je vais me lever ainsi plusieurs fois pour me vider.

Une fois dans ma chambre après la cérémonie, je n'arrive pas à trouver le sommeil dans mon lit. Ça bouge comme un cheval lancé à toute vitesse. Je me retrouve sur le ventre et je sens que des ailes de papillons me poussent dans le dos. L'effet de l'Ayahuasca s'atténue progressivement, je suis fatigué. Quand je me déplace, je titube. À plusieurs reprises, j'ai vu, par flash, un grand serpent en moi.

Mardi 30 juillet 2013
Deuxième cérémonie

J'ai le ventre lourd. J'ai l'impression que l'Ayahuasca a été plantée en moi et qu'elle est toujours présente en moi. De même, dans mon bas ventre, je sens comme un gros boa qui se déplace lentement avec une puissance phénoménale. La plante à diéter, la Boahuasca, n'est pas encore prête aujourd'hui ! Elle est trop chaude pour être prise. Ce sera pour demain ! Quelques précisions sur mon état général et le pourquoi des prescriptions de Ricardo... Depuis deux ans, j'ai une diarrhée quasi constante qu'aucun remède de médecine douce et de médecine allopathique n'a réussi à soigner. Elle résiste aux huiles essentielles, argile, homéopathie et soins énergétiques. Ricardo et Joe me préconisent du gingembre avec d'autres plantes.

j'ai de fortes tensions depuis plusieurs mois dans la ceinture pelvienne, surtout au sacrum, au moyen fessier et à l'aine.

Ce soir, j'ai moins d'appréhension que la veille, je me concentre sur mon corps, sur mes sensations et mes intentions. J'arrive dans la maloca vers 19:30. Je prends moins d'Ayahuasca qu'hier puis je m'allonge sur mon matelas. J'ai demandé à la liane de me guérir en douceur. Il n'y a aucun effet durant une heure de temps. C'est quand les curanderos ont chanté plusieurs fois que je commence à avoir très très chaud et à beaucoup transpirer. En même temps, ma tête me fait mal. J'ai l'impression qu'un arbre entoure ma colonne vertébrale, de bas en haut, et va plonger ses branches racines dans mon cerveau, mais pas d'image. Puis, je vois une tête de jaguar flotter dans l'air avec des yeux exorbités or, selon Ricardo, le jaguar c'est la Madre. Je demande à l'Ayahuasca de me guérir.

Je vois ensuite un papillon blanc voler dans une très grande noirceur puis un squelette noir avec des sensations très noires d'ambiance lugubre. Je vois également des animaux morts, des oiseaux, une chauve-souris. J'ai très chaud. Mon corps se tord et a des soubresauts au rythme des icaros. Certaines fois, quand Ricardo et Wiler chantent en chœur accompagnés d'Alban, je vibre comme un gong. Je ressens très fortement dans mon corps la puissance curative des chants de ce soir. Puis je suis chanté par Ricardo. Cela dure longtemps.

Face à lui, j'entends très nettement en moi la voix de ma mère qui me dit : pourquoi fais-tu ça ? c'est-à-dire pourquoi veux-tu te détacher du mal que je t'ai fait ? Je suis heureux de ce qui arrive là. Une grande joie me remplit, je ne suis pas venu pour rien !

Je prends de plus en plus confiance en l'Ayahuasca : elle peut me guérir. Je vais me rallonger sur mon matelas et, de nouveau, je transpire beaucoup. Je vais aux sanitaires peu après la fin de la cérémonie et retourne me coucher. Le lendemain, je suis vidé, dans un état d'atonie générale. Même si je n'ai pas vécu l'ivresse, ça a travaillé !

Jeudi 1er août 2013
Troisième cérémonie

J'entre dans la maloca vers 19h30. Je prends la moitié d'un verre normal d'Ayahuasca. Très rapidement après, les visions arrivent. Des motifs géométriques... puis, ensuite, je sens mon corps secoué dans tous les sens et ma tête est comme prise dans un étau. Ça fait mal ! Je me connecte à l'Ayahuasca et je lui demande de me soigner. Cette fois-ci, à la différence des autres cérémonies, je me tiens assis contre le mur et j'observe à l'intérieur de moi. L'Ayahuasca me dit que tout le travail thérapeutique que j'ai fait depuis des années a été très important. Je me surprends à penser que ma mère est en fait négative...

Attention, je ne prends pas pour argent comptant ce qui vient d'être dit. Je pense que c'est mon mental qui m'abuse et me fait peur. De fait, à certains moments, j'en suis effrayé. Mon mental me torture. Au bout de plusieurs heures, les effets de l'Ayahuasca s'estompant... mon mental me propose un autre verre. Je me lève en titubant et, en cognant dans le noir le seau des autres, je demande à Alban un verre supplémentaire. Joe, à côté de lui, me répond que la cérémonie est un peu trop avancée pour boire un autre verre... mais je prends quand même un fond de verre. Je pense que ça a été un verre de trop.

Vendredi 2 août 2013
Quatrième cérémonie

Toute la journée, j'ai eu beaucoup de mal à émerger : j'ai la nausée avec des restes d'Ayahuasca dans la gorge. J'ai mal à la tête, je me sens barbouillé et brassé... Je ne prends ni petit-déjeuner ni déjeuner ; je n'ai pas faim. Par contre, je me vide aux toilettes par le bas au moins quatre ou cinq fois dans la journée. Je rentre dans la maloca pour la cérémonie vers 19h45. Je suis calme, relaxé. J'ai décidé de ne pas boire d'Ayahuasca, mais d'être chanté par un curandero. Pourquoi ? Parce que j'ai trop forcé dans ma volonté d'être guéri et de changer. J'ai trop utilisé le volontarisme pour changer. Cela ne marche pas. J'ai donc décidé de me prendre avec douceur, de me laisser faire et porter par la Madre. J'ai commencé à voir comment je fonctionne intérieurement, quelles sont mes croyances, mon identification au mental. Tout cela remonte à ma conscience et, sans avoir pris d'Ayahuasca, j'ai des nausées. De même, je suis beaucoup plus conscient de la puissance des icaros. Mon corps bouge sans arrêt. Ça me détend. Joe vient me chercher en premier pour être chanté par Ricardo. Je sens la puissance du chant. Ça me secoue, je penche petit à petit ma tête vers lui. Et j'ai l'impression qu'il me tire la tête à lui, comme s'il m'accouchait. Ça me tire. Et puis, j'ai l'impression qu'il me plante des aiguilles sur le haut de la tête.

Comme s'il me faisait de l'acupuncture sur les points du sommet du crâne. J'ai l'impression que ça dure une heure. Je danse au rythme de la mélopée, en me trémoussant, comme un enfant qui danse. Je reviens à mon matelas. Je sens le serpent qui bouge de mon bas-ventre vers le haut. Je sens ses anneaux qui bougent dans le noir. Je suis un peu fatigué. J'ai mal à la tête, mais je me sens moins mal que la nuit dernière. Je suis heureux car j'ai travaillé différemment des autres jours, mais j'ai travaillé. Ça fait son chemin. J'apprends des choses, beaucoup de choses sur moi.

Lundi 5 août 2013
Cinquième cérémonie

Ce soir, j'arrive dans la maloca à 19h20 et je m'allonge à ma place habituelle. Je suis un peu fébrile. L'idée de reprendre de l'Ayahuasca, de sentir son goût horrible dans ma bouche, ne m'enchante guère ! Quand on la prend, on a l'impression de boire du mazout, un sirop très épais, avec un goût très fort de brûlé. Maintenant, je me lave la langue dès que je l'ai prise, en buvant de l'eau et en me raclant la gorge puis en crachant plusieurs fois de suite. Je me suis aperçu qu'en procédant ainsi l'ivresse dure moins longtemps et la nausée arrive moins vite. Cette nuit, l'ivresse met du temps à arriver. Enfin, j'en ai eu l'impression. Car quand on prend la Madre, la sensation du temps est distordue, ce qui est long passe en un instant et ce qui est rapide passe longuement. Je me sens partir alors que les icaros, les chants chamaniques, commencent à s'élever dans la grande hutte. Comme d'habitude, j'ai l'impression qu'on me tire la tête ou que celle-ci est écrasée dans un étau. J'ai très chaud. Une vraie suée ! Si bien que je suis obligé de me mettre torse nu et de m'éponger. J'ai une forte envie de m'allonger et de me laisser partir. Mais je résiste et je reste assis sur mon matelas, droit contre le mur en bois. À certains moments, je suis tellement parti que je touche mon corps ou le mur en bois pour revenir à moi et dans l'instant présent. Je sens ensuite ma bouche et toute ma tête qui se déforme, avec un museau animal qui apparaît : je suis un loup et je montre les dents. Je sens la puissance immense du loup en moi : cela m'effraie et me plaît à la fois. Maintes fois, la tête du loup s'avance en avant et montre les crocs.
Cette nuit, je m'en rendrai compte par la suite, la Madre va me livrer énormément d'enseignements. À chaque fois, sur le coup, je me dis qu'il faut absolument que je me souvienne de ce qui m'est dit, montré, susurré, en-

seigné. Mais, une fois sorti de l'ivresse de la Chacruna, j'ai le net sentiment d'avoir oublié pas mal de choses. Car, d'une cérémonie à l'autre, je reviens à des informations que j'ai déjà eues et dont je ne me souvenais plus. L'Ayahuasca me montre que, dans une vie antérieure, j'ai été chamane dans des tribus amérindiennes d'Amérique du Nord. Mon nom d'homme-médecine voulait dire homme-serpent. Je demande pourquoi ce nom ? Parce qu'en contact avec le sol, la terre, le serpent – et donc l'homme-serpent – connaît tous les secrets des plantes et de la nature. Je soignais ainsi mes frères et sœurs par les plantes dont je connaissais les applications. Je pars ensuite dans une grande torpeur, avec des nausées et des endormissements. Il devient de plus en plus difficile de résister à l'envie de s'allonger et de dormir.

Des questions pleines de crainte et de peur, voire d'angoisse, émergent en moi : qu'est-ce que je fais là ? Je veux rentrer, partir, fuir. J'entends les vomissements autour de moi qui ressemblent parfois à des mugissements. J'entends des râles et des pleurs. Je sens aussi de la négativité dans le noir. Quand est-ce que ça va s'arrêter ? J'ai l'impression que ça n'en finira jamais et que je vais mourir. J'ai envie de fuir, d'aller me coucher, de retrouver mon lit. Est-ce que je vais en sortir vivant ? Pourquoi suis-je venu ici ? Ça secoue fort, dis donc!!! Et je repars dans la non-conscience. De nouveau, un moment d'enseignement par l'Ayahuasca : je ne demande rien, le sujet vient comme ça. Est-ce que c'est moi qui l'appelle, qui le crée ou est-ce une décision de la Madre que de m'enseigner sur tel ou tel sujet ? Je n'en sais rien. Quoi qu'il en soit, j'ai une explication sur comment les chants chamaniques s'y prennent pour être thérapeutiques : ils sont le produit de la concentration de la volonté des chamanes. À ce titre, ils agissent comme un concentré de volonté qui, tels un laser, un scalpel, découpent la matière. Et la matière solide comme la matière des croyances, des illusions et des fantasmes. Je me dis alors spontanément, en mon for intérieur : Chapeau les chamanes ! Je comprends mieux l'implication et le dévouement que demande leur métier. Cela me parle et m'attire. La cérémonie se termine : comme à chaque fois, Ricardo nous dit que nous pouvons retourner à nos lits, nous réunir pour échanger, pour rire ou bien faire de la musique. J'aime bien ces paroles à chaque fois. Elles sont dites avec de la joie et de la douceur. Et puis, souvent, il plaisante et rigole avec Wiler, l'autre chamane. Moi, je reste un peu sonné sur mon matelas. Je mets du temps à me lever. Avant de regagner ma chambre, je suis pris de nausées et de violentes diarrhées à plusieurs reprises. Je me vide. Et je me demande quand ça va s'arrêter ? Enfin, je suis content de m'être raclé la gorge, car je ne reste pas toute la nuit avec ce goût horrible d'Ayahuasca dans la bouche. Rien ne peut le décrire ! Il faut en faire l'expérience. Si j'essaie de le caractériser, je dirai que c'est un mélange de chocolat très amer, de miel de thym très concentré et de brûlé comme le noir du pain grillé... Avec la consistance du goudron ! Encore sous une ivresse qui met du temps à partir, j'ai du mal à me décider pour faire quoi que ce soit. J'ai des sensations de menace, de présence fantôme, qui m'assaillent. Dans les WC, à côté, j'entends un collègue de cérémonie qui vomit violemment. Il n'arrête pas et, entre deux rendus, il a à peine le temps de reprendre son souffle. On dirait qu'il va cracher ses entrailles ! Visiblement, il se nettoie. Moi, peu rassuré à l'idée que cela puisse m'arriver, je regagne mon lit dans ma chambre.

Mardi 6 août 2013
Sixième cérémonie

Comme d'habitude, je me couche sur mon lit dans la maloca vers 19h30. Je prends une dose moitié de "medio normale"... Dégueulasse ! Cette nuit, l'Ayahuasca et la Chacruna sont plus épais que les autres jours. Rien que de l'évoquer dans ces lignes, j'en ai des haut-le-cœur. Le liquide sirupeux, comme un sirop de bois brûlé, descend dans mon estomac. Au passage, cela me brûle la gorge, l'œsophage et finit par allumer un feu dans mon estomac. Je dois me rincer la gorge à plusieurs reprises, faire des gargarismes pour nettoyer ce goût de brûlé. C'est une bonne habitude que de faire ainsi, sinon rien que l'ingestion du mélange provoque des nausées. Je commence à partir, à vivre les effets de l'Ayahuasca peu après l'extinction de la lumière dans la maloca. Ça commence par un étau dans le crâne et un mouvement reptilien dans mon bas-ventre. J'ai l'impression qu'on va m'arracher les dents et la mâchoire du bas. Je dois lutter et me concentrer pour rester lucide et ne pas succomber à une forte envie de m'allonger ou d'aller dormir dans ma chambre. L'envie est forte. Je la laisse passer.

Je suis redressé contre le mur de la grande case, assis contre ma pile de coussins. Je vois tout mon corps scintiller et comme environné de pierres précieuses bleu clair. Ça scintille et c'est lumineux. Puis, je vois des tâches rouges, des milliers qui quittent mon corps. Ça saute de partout. Comme des poux ou des puces, gorgés de sang, qui me quittent car ils ne supportent pas la présence de l'Ayahuasca. Le lendemain, en en discutant avec mes collègues de cure, je sens que c'est positif. Comme si j'étais lavé de milliers de blessures qui sont autant de pensées négatives. Ensuite, je vois une mer déchaînée, la mer du Nord, avec des creux de quinze mètres. C'est noir, déchaîné et ça brasse... ça me brasse. Je ne sais pas quoi faire : la peur face à ce spectacle me prend.

Je sais maintenant que je dois me centrer, me concentrer sur ma respiration et mon cœur. Des voix que je connais bien, celle du Mental et de sa pseudo sagesse, celle de l'ego et de sa noirceur, celle de la négativité que m'ont léguées mes parents et mes ancêtres, s'élèvent en moi. Elles me disent que je suis en train de rater l'expérience, que les autres la réussissent, mais que moi je suis en train d'échouer car je ne vomis pas, car je ne me laisse pas suffisamment aller, car je n'accepte pas ma noirceur... Elles me disent ensuite que nous sommes le dernier groupe qui vient et qui pourra s'en sortir. Les autres viendront ensuite mais en pure perte. C'est horrible ! On est en plein dans la noirceur, la croyance en la damnation, en la faute, en la culpabilité, ma culpabilité et celle des êtres humains. Tout ça, ce sont des croyances mortifères, ténébreuses, destructrices. Des croyances de mort. Et je subis cela depuis des années... depuis ma naissance ! Il n'y a là que culpabilité, jugement, condamnation, damnation, destruction, noirceur... Tout cela m'a été légué principalement par ma mère. C'est le monde de ma mère, celui auquel elle croit et celui auquel, par transfusion, je crois également. C'est dans mon esprit, dans mon ADN. J'ai été pollué par ça. Mais je veux en sortir, être nettoyé de ça.

- *Ayahuasca, libère-moi de ces croyances horribles, de ces idées de mort.*
Les voici ces idées de mort :
- Les voix me disent que l'enfer existe et que je vais brûler en enfer. Mon tourment n'aura aucun répit. Aucun (!?).
- Elles me disent que je fais semblant de vouloir m'en sortir, car je n'en fais pas assez. Les autres y arrivent, pas moi. Quelle culpabilité je trimballe !!!
- Ensuite, les voix me disent que le Christ a tout essayé pour me sauver, mais que, par ma faute, tout a échoué. Et il essaie encore et encore de me sauver. Mais je suis un démon et il n'y a que l'enfer pour moi. Voilà l'héritage de mes parents, de mes ancêtres. Quel horrible fardeau ils ont transmis à l'enfant que j'ai été ! Quel traumatisme !

En quoi consiste cet enfer : brûler dans des flammes infernales, me réincarner pour vivre un tourment horrible à chaque fois, vivre une vie minable faite d'échecs et de frustrations. Voilà la religion que m'a inculquée ma mère. Je vois tout ça se dérouler sous mes yeux. Et c'est la troisième fois, la troisième cérémonie que je vis cet enfer ! Je ne sors pas de cette ambiance de mort et de condamnation de toute la nuit. Je me tords sur mon lit en restant dans la maloca, baignant dans mon mal-être, dans mon malaise. Une vraie horreur... Je quitte la maloca au petit matin pour aller me coucher. Je m'en vais la peur au ventre, car les voix démoniaques m'ont dit que si je ne me soumettais pas au jugement divin, je subirais un châtiment horrible : je me réveillerais en hurlant de terreur, électrifié par le jugement de Dieu. On imagine très bien dans quel état d'émotion je suis le lendemain matin à 9h pour le témoignage collectif. Je me sens très mal. J'ai du mal à émerger de cet enfer : je suis coupable, démoniaque, condamné, mauvais, anéanti par cette violence. Ce que me dit Joe est la première chose positive que j'entends et qui m'aide : *Quitte la culpabilité, quitte le jugement, quitte cette violence. Tu n'es coupable de rien. Tu n'es pas ces croyances qui ne viennent pas de toi.*

Jeudi 8 août 2013
Septième cérémonie

Je rentre dans la maloca toujours à la même heure : 19h30. Je suis un peu angoissé par ce qui risque de se passer. Est-ce que je vais revivre le même cauchemar que les deux dernières cérémonies ? C'est-à-dire être jugé par mon super ego issu de ma souffrance passée. Cette clarté de vision que j'acquiers au fil des jours disparaît très rapidement et complètement dès que je suis sous Ayahuasca. À ce moment-là, tous mes démons intérieurs me sautent à la gorge et m'agressent. C'est un déferlement de violence, de jugement, de condamnation, d'autotorture. C'est pire que le Moyen-âge ! Le problème pour moi n'est plus tellement ce que m'ont fait mes parents, mais ce que je veux faire, ce que je dois faire pour sortir du passé, pour ne plus le subir et l'endurer, mais le laisser aller et vivre et croître tel que je suis. Je suis venu pour me débarrasser de l'emprise de ma mère. Je repars avec l'intention de lui pardonner, de me pardonner et de laisser partir tout ça au fur et à mesure de l'avancée de ma vie. Je n'attends plus que ma mère change et me demande pardon pour ce qu'elle a fait, mais j'ai décidé de vivre qui je suis en pardonnant. Je m'asperge d'Aqua de Florida et me cale bien assis contre mes coussins. Je prends la moitié de la dose normale... un vrai goudron qui me brûle la gorge et l'œsophage pour finir par m'enflammer l'estomac. Tout de suite, j'ai très chaud. Je transpire. Je pars très rapidement. Je dirais 5 mn après avoir bu. Comme toujours, je sens la peau de mon visage qui crépite. Puis les sons dans la maloca enflent et deviennent énormes.

Les choses ralentissent, on dirait que le temps s'arrête. J'avais pris la décision de me concentrer sur ma respiration et d'être conscient et observateur du processus. Rien n'y fait : je le subis. Je plonge dans un abîme de noirceur, d'auto-jugement, de paranoïa. Je me retrouve avec des voix intérieures qui m'agressent. Les icaros ont commencé à être chantés. Ça me secoue, me hache en petits morceaux et me retourne comme une crêpe. Je vois Joe qui mouline dans le noir pour faire fonctionner sa lampe à manivelle. Une voix m'a dit : "tu ne seras pas appelé, car tu n'en vaux pas la peine. Tu es venu ici pour être nettoyé, mais tu ne veux pas vomir. Nous ne pouvons plus rien pour toi. Tu vois... les autres font des efforts, ils vomissent. Ils vont peut-être être sauvés. Vous faites partie des derniers à pouvoir être sauvés. Après je vais juger le monde qui se détourne de Moi." Je me sens terrifié, écrasé par le jugement Divin, le jugement du Christ. Mon ego immonde se fait passer pour le Christ et Marie, il me broie dans de la noirceur. Voilà que mon monde intérieur m'a envahi, celui que je repousse à longueur de nuit et de jour. C'est la vraie noirceur : je sens dans la maloca une atmosphère noire de jugement dernier. Je vois Andrew, un américain présent au Centre, se coucher sur le matelas de Nicole en tâtonnant et Michelle chercher sa place à 4 pattes. Les voix me disent que tout le monde a refusé d'être sauvé, a refusé l'Amour du Christ. Faut que je souffre, que j'aille en enfer pour tout le mal que j'ai fait. Je dois payer pour tous mes pêchés. Alors je commence un très très mauvais trip ou j'essaie de me justifier, de me défendre, mais mollement. Je suis paralysé par la terreur, la culpabilité et la crainte.

Je suis retombé dans ce que je voulais éviter. Michelle me dira le lendemain qu'elle a vu une énorme guêpe, un insecte noir avec sa trompe plantée dans mon crâne. Il aurait fallu que je vomisse pour me libérer un peu. Mais je n'y suis pas arrivé alors elle l'a fait pour moi. C'est lumineux.

Finalement, au fur et à mesure que la cérémonie avance, je sors un peu de ce cauchemar. Je suis chanté d'abord une fois par Wiler, puis ensuite par Ricardo. Perdu, avec Wiler qui me chante longuement, j'ai du mal à revenir à ma place. Je m'allonge sur le matelas puis, après quelques chants, Joe vient me rechercher pour être chanté par Ricardo. Ça me tire dans tous les sens. Je demande à être aidé. Mais je suis épuisé. Vers la fin de la cérémonie, je finis par émerger de la noirceur dans laquelle j'étais enfermé. Je considère avec recul ce que je prenais tout à l'heure pour une condamnation à l'enfer éternel. Tout ça est un mauvais rêve, un cauchemar dont je prends de plus en plus conscience pour le laisser partir et m'en débarrasser.

En rentrant dans ma case, je suis encore traversé par des peurs, des craintes et des paranoïas. Le lendemain matin, je me sens mieux.

Vendredi 9 août 2013
Huitième cérémonie

J'ai décidé ce soir de ne pas prendre d'Ayahuasca, car j'ai déjà énormément travaillé. Je ne compte plus les prises de conscience que j'ai faites. Et je ne parle pas de ce que je sens que je vais récolter dans les semaines qui suivront ce voyage. Je ne prendrai donc pas la Madre, mais je suis là dans la maloca pour être chanté, pour avoir ma diète fermée par les chamanes Ricardo et Wiler. Je veux également remercier la "Liane de l'Âme" pour tout ce qu'elle m'a apporté. Et puis je sens qu'il faut que j'ai un minimum de conscience éveillée pour pouvoir encore récolter certains effets.

J'arrive à 19h30 comme d'habitude. Je me suis aspergé d'Aqua de Florida, douché et concentré sur moi-même. Je suis fatigué et amaigri. J'ai beaucoup, beaucoup travaillé psychologiquement ces 15 derniers jours. Raison de plus pour ralentir et me faire du bien. Mais je vais être surpris par ce qui va suivre. Une fois de plus.

Selon moi, quand on a intégré la Madre en soi, quand on s'est connecté à elle, on n'a plus besoin forcément d'en prendre tous les soirs de cérémonie. Assis sur mon matelas, sans en prendre, je sens le goût de l'Ayahuasca dans ma bouche alors que les autres "passagers" commencent à en boire. De même, quand Nicole, qui est à côté de moi, vient se rasseoir après avoir bu sa dose d'Ayahuasca, je suis la vibration puissante de cette dernière. Joe éteint les lumières et les premières ivresses commencent, je les entends.

Ça commence aussi pour moi. Je vois ma mâchoire du dessous devenir des asticots qui tombent par terre, en tas. De même pour ma tête qui tombe au sol. Puis tout mon squelette qui tombe en miettes, os après os. Je vois ensuite, dans le noir, un œil énorme de crocodile qui me regarde.

Rétrospectivement, je pense qu'il s'agit du jugement noir issu de ce que j'ai subi pendant l'enfance. Je vois aussi un œil de grenouille qui regarde dans ma direction.

Puis les icaros commencent et je me mets à danser avec la tête qui décrit des "8" aplatis en bleu. Puis, sur le parcours du "8", le bleu a été remplacé par des feuilles de chêne. Ensuite, les icaros sont moins doux et je suis haché menu, comme on découpe un pancake en mille morceaux. Je me laisse faire et accepte. Mon corps crépite de partout. Je vois des torrents noirs s'écouler de mon nez, de mes yeux qui pleurent, de mes oreilles, de la plante des pieds. Je vois également un serpent noir qui sort de ma tête puis de mon cœur. J'ai ensuite une vision magnifique : une vitre blindée devant moi qui suis debout. Cette vitre est éclairée de l'intérieur par une lumière très intense qui sort de moi. J'émets cette lumière, mon corps l'émet. Cette vitre me protège d'insectes noirs qui viennent la percuter à toute vitesse... des sortes de tomates gorgées de sang qui l'éclaboussent. Je vois pousser devant moi un buisson aux formes géométriques, de couleur verte, qui croît harmonieusement plutôt vers la gauche. Je pense que la Madre me montre la lumière déjà présente en moi. Je suis protégé ! J'éprouve à ce moment-là de la joie et de la gratitude. Je regagne mon lit dans ma chambre vers minuit et demi, peu après la fin de la cérémonie.

La nuit dans mon lit, je suis réveillé par une crise de panique. Je suis littéralement soumis à un bombardement de messages démoniaques et destructeurs. Des voix, celles que j'ai déjà décrites plus haut, reviennent en s'infiltrant par mes croyances, par mes failles. Je parviens à me calmer, à prendre du recul, à me rendormir. Mais au petit matin, je suis à nouveau envahi par cette atmosphère horrible de jugement, de condamnation, de terreur et de terrorisme. Je dois me lever et aller marcher pour essayer de me tranquilliser. Je suis livide, atone, pulvérisé par la terreur. Je me sens très très mal. L'aide de mon cristal, de Raoul aussi avec lequel je partage tout ce qui précède, me seront très utiles. Mais je me sens faible toute la journée.

Retour d'expérience quatre mois après

Quatre mois après le retour du Pérou et l'expérience de l'Ayahuasca, je fais le bilan de l'ingestion des plantes médicinales Shipibos-Conibos au Pérou en juillet/août 2013 :

Premier constat : les effets de l'Ayahuasca se sont peu à peu estompés avec le temps. D'abord très forts, et quasi similaires à ceux ressentis au Pérou lors des premières nuits du retour, les effets ce sont dilués. Maintenant, je ne sens la présence de la plante en moi que lors de brefs épisodes. J'entends parfois clairement les icaros dans ma tête. Nul doute que l'Ayahuasca est toujours en moi, mais elle fait partie de moi et je m'y suis habitué.

Deuxième constat : même si cette expérience a été intense et profonde, elle n'a pas tout changé en moi ! Mes problèmes n'ont pas tous été résolus ! Cela peut paraître naïf, mais, bien que m'en défendant, j'avais de très grandes attentes en partant là-bas. Or, la médecine chamanique ne peut pas tout faire. Et selon moi aucune médecine, y compris naturelle, ne peut et ne sait résoudre tous les problèmes de l'Homme. J'insiste là-dessus : méfions-nous de ceux qui survendent la cure d'Ayahuasca. Elle ne fait pas faire l'économie d'un travail régulier sur soi. Et à ceux qui m'objecteront que je ne suis resté que 2 semaines et qu'il faudrait rester au moins un mois pour avoir des effets, je répondrai que je n'en sais rien. Chacun est différent. Aucun chemin n'est similaire. Néanmoins, je peux dire que l'Ayahuasca a entériné et élargi tout le travail que j'avais fait sur moi pendant des années avant de partir. Elle a ouvert ma conscience à la profondeur et à l'ampleur des sévices que j'ai subis de la part de ma mère pendant mon enfance et mon adolescence. Une chose est d'en parler de manière intellectuelle pendant des années dans le cadre d'une analyse de type psychologique, une autre est de toucher avec le cœur à ce qui a été réellement vécu. En ce sens, je peux dire que le bénéfice de la cure est, pour moi, énorme. La conscience de l'amplitude du mal subi est la première chose. La deuxième chose, qui naît de la première est une plus grande humilité vis-à-vis de ce qui est en jeu dans la souffrance personnelle chez moi et chez les autres. Humilité par rapport à ce qui est vécu, humilité par rapport à ce que je peux faire pour aider, humilité par rapport aux tentatives de mes prédécesseurs pour s'en sortir et pour aider. Compte tenu de ça, je respecte le travail de tout vrai thérapeute, à l'instar des chamanes Ricardo et Wiler avec qui nous avons travaillé.

Troisième chose qui découle de ce qui précède : la conscience que toute sortie des traumas psycho-émotionnels ne se fait pas sans temps. La composante du temps est une chose à accepter. Difficile à accepter quand on souffre, mais il est nécessaire d'y arriver.

D'un point de vue physique, la cure d'Ayahuasca n'a pas résolu non plus les maux avec lesquels je suis parti. Je suis allé au Pérou avec une candidose intestinale et j'en suis revenu avec ! Cependant, je suis revenu avec la résolution d'en sortir. C'est ce que je fais en ce moment ! Cette volonté en elle-même n'a pas de prix. Ici aussi, je veux souligner l'importance de la cure alimentaire que nous avons faite avant et pendant le traitement par les plantes. Je pense que rien que le fait de supprimer le sel et le sucre pendant plusieurs semaines suffit à faire remonter les problèmes au grand jour. Je ne saurai donc trop recommander à ceux qui souhaiteront prendre de l'Ayahuasca à l'avenir, de se préparer avant.

Je peux donc dire que la cure n'a pas eu d'effets magiques sur moi en ce sens que je ne suis pas débarrassé des problèmes qui m'ont fait prendre l'Ayahuasca. Par contre, j'en ai plus conscience, je sais mieux de quoi il s'agit et je les accepte mieux. Et ma volonté de tourner la page, d'aller de l'avant en prenant soin de moi est plus claire et plus affirmée.

Françoise

70 ans, thérapeute énergéticienne

Intentions :
• Évolution spirituelle
• Circulation dans les jambes

Plante à diéter prescrite par Ricardo :
Pignon Blanco, plante-maîtresse de pure lumière qui ouvre le cœur, l'esprit et le mental. Cette plante pleine de lumière va aider durant toute la durée du traitement.

CARNET DE CÉRÉMONIES

Lundi 29 juillet 2013
Première cérémonie

20 h : la cérémonie commence. Dehors, il fait nuit noire depuis deux heures et nous sommes tous là un peu inquiets, mais bien déterminés à vivre au mieux l'expérience… Puis, on éteint toutes les lumières. Reste une bougie qui m'envoie un immense rayon de lumière à travers la salle, juste sur le cœur, c'est magique ! On nous appelle les uns après les autres pour boire la potion : un demi-verre chacun. Beurk ! Goût de brûlé, boisson épaisse, mais qui glisse rapidement dans le gosier, que c'est amer ! Puis ça commence rapidement, j'ouvre les yeux, oh surprise ! le plafond de la maloca est plein de dessins, de très beaux graphiques en noir et blanc… Étonnement ! Au fait, c'est vrai ! je viens d'absorber cette médecine pour la première fois et je suis en plein dedans. C'est ça alors ! Je voudrais de la couleur, je demande de la couleur, de la couleur… de la couleur.

Les icaros commencent et la couleur vient, magnifique ! Des dessins, des graphismes qui se succèdent à une allure de plus en plus rapide, c'est beau, mais je ne peux rien capter… ça va beaucoup trop vite, ils me pénètrent, m'envahissent, je suis dans un monde instable ! Où m'arrêter, où m'accrocher ? Je suis plombée sur ma couche, je veux dormir, dormir. Je vomis petitement à trois reprises. Cela devient de plus en plus fort, les visions, les chants, tout s'enchaîne à une allure folle, je sombre dans je ne sais quoi où tout est couleur. De belles couleurs : rose, vert pâle, bleu pâle, blanc, c'est magnifique. Je ne sais plus où je suis ! Je suis partout et nulle part ! Tout d'un coup, j'explose. Mon corps est en morceaux, j'essaie de récupérer les morceaux et boum... ça recommence. Je suis à nouveau en morceaux, je m'entends penser : "Rassemble tes énergies" et puis ça recommence, j'explose, je rattrape les morceaux encore et encore. J'en ai marre, je suis fatiguée : "Plus jamais ça ! Dans quoi je me suis embarquée encore une fois ! Dire qu'il y a encore 7 cérémonies à vivre ! Cela devient intenable, je veux dormir, mais qu'ils arrêtent de chanter, je suis épuisée, je vais crier : Arrêtez, arrêtez ! je n'ai plus de forces, je suis collée au matelas ! Et ça dure... ça dure !

Alban vient me chercher pour être chantée par Ricardo pour activer ma plante de diète le Pignon blanco... un chant doux et subtil que j'ai le plus grand mal à fixer. Retour à ma place en titubant. Mon intestin m'inquiète, tout est en mouvement et je suis incapable de me lever pour aller aux toilettes. Les chamanes rient sans cesse maintenant et puis, tout se calme ; la cérémonie est terminée. Avec courage, je vais me coucher dans mon lit, arrêt aux toilettes, les intestins ont tenu le coup ! Couchage difficile, je ne trouve pas mes repères. Je suis couchée et... plouf, je m'endors. Boum... j'explose à nouveau... je suis en morceaux, éparpillée... Ça ne dure pas.

Mardi 30 juillet 2013
Deuxième cérémonie

Très inquiète, mais reposée par trois siestes de trois heures chacune dans la journée, j'entame cette nouvelle cérémonie. Comme conseillé par Ricardo, je prends une dose plus petite d'Ayahuasca-Chacruna. Je sens plus le goût de réglisse, mais c'est amer. Ce soir, rien ne se passe... c'est long à venir. On nous a dit que le travail de cette nuit visait à déloger les peurs. Les visions arrivent enfin et suivent les icaros. Je vomis deux fois et j'ai l'impression d'avoir lâché un gros morceau. Puis tout devient plus calme, je suis chantée par Wiler et sa belle énergie. Les chants deviennent plus doux et les visions me creusent, vont chercher profondément quelque chose, comme une opération et je bâille. Je ne cesse de souffler et de bâiller. Puis je m'endors sur ma couche et reste là jusqu'au petit matin.

Jeudi 1er août
Troisième cérémonie

Toujours un peu mal au cœur et la bouche pâteuse à la suite de l'ingestion de la plante de diète : pignon blanco. Je prends une petite dose d'Ayahuasca-Chacruna après avoir pris le temps de me concentrer et de faire ma demande du jour à la plante. Longue attente assise, rien ne vient. Dehors, c'est l'orage puis la pluie abondante. Quand les chants interviennent, on n'entend pas grand-chose tant la pluie fait de bruit. Il y a plusieurs orages de suite, nous sommes sous l'équateur ! J'ai envie de vomir, mais ça ne vient toujours pas. Je choisis de m'allonger. J'ai demandé beaucoup à la plante aujourd'hui. Je m'assoupis, les chants dissonants ce soir sont fatigants, j'entends vomir autour de moi. Je vois quelques dessins, quelques couleurs, mais rien de comparable au premier jour. Joe vient me chercher pour être chantée par Ricardo, c'est un chant à peine audible très doux, je reçois plusieurs cadeaux de lumière rose, verte, bleue, blanche, puis repars en titubant au bras de Joe. Après m'être effondrée sur ma couche, je m'endors collée lourdement au matelas. Et là, d'un coup, je prends conscience que tout cela ne tient pas debout, c'est un attrape-nigaud, c'est du cinéma, c'est n'importe quoi !

Je me suis fait piéger en venant ici, en croyant je ne sais quoi, par des Indiens roublards, qui ont trouvé ce moyen pour attirer des dollars dans ce lieu qui n'a pas de grandes ressources. Cela me fait beaucoup rire, le coup est vraiment bien monté, il est génial ! Je ris beaucoup en pensant au montage imaginé par les Indiens pour attirer les touristes, Américains pour la plupart. Les plantes que l'on nous donne ont, certes, des propriétés, mais de là à envisager des guérisons… Je suis maintenant dans un doute énorme par rapport aux chamanes, aux plantes, je ne crois plus à rien d'autre qu'à une grosse arnaque et je me suis faite prendre. Tant pis, j'aurai fait des milliers de kilomètres pour une bonne tranche de rire, un bon gag ! Et tous ces chants qui me mettent si mal à l'aise, qui me dissocient… Je suis en mille morceaux, je pars dans tous les sens. Qu'ils s'arrêtent de chanter ! Je n'en peux plus et ça continue, ça n'arrête plus, ça dure, ça dure... Quelques moments de silence où les participants vomissent, où l'on entend des personnes circuler, puis les chants reprennent. Plus tard, il n'y a plus que Wiler qui chante, seul, des chants sans fin, comme s'il ne pouvait pas s'arrêter parce qu'il est bourré ! Enfin, c'est le calme, je suis complètement cassée. Je ris, dans ma tête, de ce gros montage, de cette grosse arnaque... Je dors. Quand le jour se lève, je décide de rentrer pour finir la nuit dans la chambre, je marche de travers, en faisant attention de ne pas tomber, je ne sens pas mes jambes et mes corps subtils doivent être complètement à l'envers et dissociés. Je regagne mon lit avec grande difficulté, en titubant, je sens mes corps subtils en vrac. J'ai la nausée. Dans la chambre, je ris encore de cette arnaque. Ils sont vraiment très forts et tous d'accord dans ce processus. Ce doit être une particularité de ce peuple d'être intelligemment roublard. Est-ce que j'en parle aux autres ?

Ils vont être déçus et il y a quand même des guérisons pour ceux qui y croient, ce doit être l'effet placebo... tant mieux pour eux. Au fond, la médecine traditionnelle fonctionne sur le même plan, elle est une sorte d'arnaque même s'il y a un peu de vrai avec certains produits... Je décide de ne rien dire sur mes doutes et d'observer les autres. Bon, le lendemain, je vois que je suis la seule à douter si j'entends correctement ce qui m'est dit. Toujours en vrac, je comprends que mon corps éthérique est à côté de moi et au-dessus de moi, qu'il est complètement dissocié. Je marche avec difficulté et je suis mal. Je demande de l'aide à Raoul pour qu'il me recale mes corps ; c'est difficile, mais on y arrive. Ça va mieux, je marche droit maintenant.

Vendredi 2 août
Quatrième cérémonie

Je décide de ne pas assister à la cérémonie de ce soir, je suis rongée par le doute. De mon lit, je peux suivre la cérémonie comme si j'y étais, écouter les icaros, entendre les gens vomir...
Je vis la soirée tranquillement dans mon lit et tout commence à s'apaiser. Le matin, je suis tout à fait bien. J'envoie quelques courriels pour dire que je suis au Pérou auprès des chamanes Shipibos et, dans la foulée, j'en reçois un tout à fait inattendu d'un cousin qui me dit être auprès de sa compagne,

dans une clinique où elle vient de subir une grosse opération et qui vient juste de lui raconter son rêve de la nuit : elle était dans son lit, entourée de chamanes qui la guérissaient ! Elle qui ne connaissait rien des chamanes… Quelle synchronicité! peut-être a-t-elle été chantée à ma place puisque je n'étais pas présente à la cérémonie de la nuit ? Et elle qui ne savait pas où j'étais ! Du coup, le doute m'a quittée définitivement et j'ai décidé de profiter pleinement de l'expérience.
À la réunion de 9 h, les témoignages et les commentaires de Ricardo m'ont tranquillisée.

Lundi 5 août
Cinquième cérémonie

Détendue pour cette nouvelle cérémonie, je formule mes demandes à la plante avant d'absorber la dose, petite mais suffisante. Ce n'est vraiment pas bon mais je sais qu'en se rinçant la bouche et en crachant vite c'est supportable. Maintenant, c'est l'attente dans le noir… Les visions ne viennent pas. Ah ! Voilà… ça bouge, je vois un dôme noir et bleu foncé avec des tas de petites brillances lumineuses, je suis dans un palais des mille et une nuits, mais dans le noir ! Puis, je commence à me dissocier et, comme chaque fois, cela commence par la panique ; je sens mes prothèses dentaires partir en morceaux. Je vérifie plusieurs fois avec la langue et avec les doigts, mais tout est en place…
C'est que j'y suis, maintenant, dans les visions et, de plus en plus, je deviens des bulles, des grosses bulles, des petites et, le tout, dans un bain d'images magnifiques. Aujourd'hui, ce sont plutôt des fleurs stylisées. Mon corps, complètement dissocié, est quand même présent ; je sais qu'il y a des mains et des pieds qui font partie de moi quelque part dans ce bain de couleurs et de bulles. Je vomis plusieurs fois, voilà c'est fait ! Je suis maintenant calme, mon corps se recompose, je regarde ce qui se passe dans la salle et puis m'endors. On vient me chercher pour être chantée, j'y vais sans difficulté. Wiler chante longtemps, je bâille beaucoup. Puis c'est la joie, je suis bien, je scande un peu le rythme du chant. Il dit quelques paroles que j'aimerais comprendre. J'attends que Ricardo en ait terminé avec mon voisin et retourne sur ma couche. Le reste de la nuit m'apporte encore, de temps en temps, quelques visions. Chaque fois que les chants s'arrêtent, pendant les déplacements de personnes qui vont se faire chanter, mes visions se trans-

forment en de magnifiques volutes blanches et bleutées qui, bien que visuelles, sont musiques. C'est une musique douce et inspirante qui me fait penser à des sons dans l'espace, des sons sans dimension, des sons qui m'aspirent et qui m'enchantent. Au débriefing du lendemain, Ricardo me dit qu'ils m'ont nettoyée de quelques colères et pensées noires... Merci !

Mardi 6 août
Sixième cérémonie

Décidée à prendre davantage de potion, j'essaie de le dire en espagnol, mais Wiler ne me comprend pas, je prends donc ce qu'il me donne. C'est très long à démarrer et les visions sont quelconques. Ce soir, c'est tout mon corps qui saute en suivant les icaros. Du coup, je me fixe sur l'écoute des icaros et apprécie la belle voix, juste et sans faille, de Wiler, ainsi que son énergie. Les icaros ne me gênent plus comme au début et je ressens le travail qu'ils génèrent dans mon corps. Cela semble vouloir venir du bas du ventre, c'est dur à faire monter, c'est long. Peu de participants vomissent ce soir, que se passe-t-il ? Enfin… je vomis ! Ça va mieux, maintenant je suis tranquille ! J'ai une vision puis un message : cachée au milieu d'une foule, je suis extraite du lot et on me dit : Tu es une sage ! Étonnée, je réponds que je vais essayer ! Mon corps saute à plusieurs reprises. Joe vient me chercher pour être chantée par Ricardo. J'attends un bon moment et enfin Ricardo chante pendant 30 secondes, puis il envoie son souffle... J'attends encore. Pendant ce temps-là, à côté, Wiler chante avec énergie, semble se contorsionner, c'est très long. J'attends, j'attends toujours, mais ce sera tout pour ce soir. Joe me reconduit. Je ne comprends pas ce qui s'est passé, je demanderai demain. De retour sur ma couche, je suis tout d'un coup envahie par un besoin de pardonner, pardonner à mon premier mari, à mon fils aîné, me pardonner surtout ! Et puis, je continue en pardonnant à mon second mari et à mes deux autres fils. Je pardonne du fond du cœur, en abondance. Je suis en joie maintenant. Je m'endors. La cérémonie terminée, je rentre à la chambre et là, impossible de trouver le sommeil, les icaros continuent dans ma tête intensément... Je suis contente.

Le lendemain, quelle synchronicité ! J'ai, dans la messagerie internet, une magnifique demande de pardon de X. qui vient régler un incident entre nous deux, datant du mois de juin…

Jeudi 8 août
Septième cérémonie

Je suis calme et contente de cette nouvelle cérémonie qui s'annonce. La dose qui m'est donnée doit être un peu plus importante que l'habituelle. J'ai une boule de feu dans l'estomac... C'est à peine tolérable, je panique. Et comme il ne m'arrive rien de particulier, je fais la demande à ce feu de brûler toutes ces cellules de graisse que je me trimbale sur l'estomac. On verra ! Les icaros ont commencé, il deviennent de plus en plus discordants et insupportables. Je vomis plusieurs fois, ça va nettement mieux. J'essaie de regrouper mon corps qui n'arrête pas d'avoir des soubresauts, je sens mes pieds, mes bras, mais plus rien entre. Les visions sont là. Pourvu que je ne sois pas dans les premières à être chantée, je serais incapable de me lever. Les chants me tordent dans tous les sens, ils n'en finissent pas. J'entends Ricardo dire à Alban : *La señora François.* Ça y est, c'est mon tour ! Alban m'appelle, mais je dois me lever toute seule et me débrouiller pour aller devant Ricardo, j'oublie mon seau. Je suis chantée par Ricardo, je me demande ce qu'il fait sortir, je fais un peu de résistance, j'essaie d'intellectualiser sur ce qui se passe en fonction de ce qu'il nous a expliqué à la réunion. C'est très long, très long, il chante, il ne va jamais s'arrêter ! Je décide de lâcher et de laisser faire, il sait ce qu'il doit faire, j'ai confiance ! C'est encore très très long... Une fois fini, je dois retourner à ma couche.
Ouf ! J'y suis... j'ai vomi, j'ai été chantée, les épreuves sont passées, je n'ai plus de vision, je vais pouvoir dormir. Mais non, les icaros sont là, ils sont très puissants, de vrais hachoirs qui me passent sur le corps me découpent, attendrissent la viande, tordent les fibres, remettent en place autrement... Je m'endors épuisée ! Puis c'est le calme complet et les volutes chanteuses se déchaînent. Je suis dans quel espace ? Viennent enfin les mots magiques cérémonie terminado ! J'émerge et dis à mon voisin : quelle torture ! Il rit. Je sors pour aller dans ma chambre en passant par les toilettes où il faut attendre, il y a du monde !

Vendredi 9 Août
Huitième cérémonie

Est-ce que je vais prendre de la potion ou non ? C'est vraiment une épreuve que d'avaler cette préparation ! Tous les participants sont d'accord sur ce point d'ailleurs. J'ai en permanence comme mal au cœur ! C'est mon tour, j'y vais, décidée à prendre ce qu'on me donnera, je suis venue pour cela et je joue le jeu jusqu'au bout ! J'en ai un peu plus qu'hier d'ailleurs, mais ça glisse de la même façon dans la gorge. Je me rince la bouche une dizaine de fois, le goût est très atténué, pas de feu dans l'estomac aujourd'hui ! Les visions sont longues à venir... Les chants commencent, Ricardo est dans une énergie remarquable, on n'entend pas la belle voix de Wiler ! Puis Wiler se met à chanter. Ça y est les visions démarrent, aujourd'hui ce sont de belles couleurs, beaucoup de bleus et des jolies volutes qui dansent en fonction des chants. Je suis dans un palais de couleurs douces, il y a beaucoup d'espace, d'amplitude, de courbes harmonieuses et de rondeurs, beaucoup d'air et de danse dans tous les dessins qui se présentent. Ma tête est calme, j'apprécie. Je vomis enfin... aujourd'hui, ça a été long à venir. Je suis chantée par Wiler, je sens la fumée de tabac dont il m'entoure ! De retour sur ma couche, j'ai l'impression qu'on me change tout le corps, je vois des jambes, des bras qui partent et d'autres plus jeunes qui arrivent... J'ai un nouveau corps, plus jeune ! Merci, je me sens bien ! Je remercie la plante et lui demande si je vais encore perdre du poids puisque j'en ai perdu un peu depuis le début de la diète. Elle me répond : Oui, encore 10 kilos. Merci ! Je me sens vraiment bien, les visions continuent. Cérémonie terminado ! J'ai encore des visions dès que je ferme les yeux, aujourd'hui cela dure... Ça y est, tout est fini. Je suis bien, j'ai rajeuni, j'ai 20 ans et je me sens bien. Merci les Plantes ! Merci les chamanes !

Retour d'expérience quatre mois après

4 mois après le retour du Pérou, on peut maintenant faire le bilan de cette expérience. J'ai remarqué les nombreux rêves de nettoyage auxquels j'ai eu droit. Je ne me souvenais que très rarement de mes rêves mais, maintenant, cela m'arrive toutes les nuits. Tous ces rêves m'ont fait revoir des personnes que je n'ai plus l'occasion de croiser ou bien revivre des situations anciennes. C'était souvent un peu étrange, mais ils m'ont été bénéfiques en étant de véritables nettoyeurs de mémoires. Je souhaite que ce processus continue afin de tout bien évacuer. Il est vrai aussi que, depuis le retour, je me sens en très grande forme physique bien que je n'ai pas encore perdu les dix kilos promis !!! Enfin, j'ai remarqué que tous ces doutes qui me polluaient les situations et me tourmentaient souvent ont

disparu. Sans être systématiquement dans la certitude, je ne suis plus gênée par ces états de doutes dans les discussions et les décisions sont beaucoup plus fluides pour moi actuellement. Serait-ce un bénéfice de la cure ? Pourquoi pas, c'est bien agréable en tout cas.

Commentaire dix-huit mois plus tard

Spirituellement, le fait d'entrevoir d'autres dimensions dans des états de conscience différents m'a beaucoup interpellée et, dans les soins individuels, je l'explore de plus en plus par le biais de visualisations. Bien sûr, cela n'a rien à voir avec ce que j'ai vécu avec l'Ayahuasca mais le travail est intéressant. Je ne peux pas dire, certes, que la plante est encore en moi et je pense l'avoir laissée au Pérou mais j'ai maintenant une approche tout à fait différente des plantes médicinales qui nous entourent et toutes ces plantes, tout comme les légumes d'ailleurs, me parlent différemment maintenant. Je les vois, je les sens, je les déguste en pleine conscience.
Avant cette étape, je n'avais jamais pris ce genre de substances et l'expérience a été complète, mais pourquoi pas ! J'ai tout connu à la fois : les visions, les vomissements, les changements de plans de conscience. J'avais totalement confiance dans les chamanes, même s'ils m'ont secouée plusieurs fois fortement avec ces incroyables chants de guérison. Personnellement, je préfère utiliser des traitements doux dans mes soins.
Tout au long de ces cérémonies, j'ai eu à travailler la réunification de mon être et je pense être en mesure d'éviter l'éparpillement maintenant.
Ma façon de travailler n'a pas vraiment changé sauf peut-être une écoute plus facile, des récits d'états seconds qui me sont racontés. Et je ne vois pas de changements notoires dans mes relations, si ce n'est que je fréquente beaucoup plus les personnes qui connaissent et prennent soins des plantes. J'aime parler botanique et j'ai mis en culture une grande variété de plantes médicinales.

Raoul

50 ans, infirmier, homme-médecine en formation

Intentions :
• Aide sur un plan physique et spirituel
• Problèmes de prostate

Plante à diéter prescrite par Ricardo :
Pignon Blanco

CARNET DE CÉRÉMONIES

Lundi 29 juillet

La nuit a été mouvementée avec des va-et-vient réguliers aux toilettes, dernière vidange du nettoyage intestinal. Vers 4h, étant synchrone avec Claudine, nous nous sommes arrêtés pendant une heure à parler de diverses choses en admirant la Voie Lactée. Après être retourné me coucher, le lever a été plus difficile puisque quelqu'un est venu me chercher pour aider Alexia, en pleine crise de spasmophilie. J'ai fait de mon mieux, avec d'autres, pour l'aider à lutter contre la souffrance éprouvée. Ricardo lui a fait un soin également… À ce moment, j'ai perçu qu'il avait une belle énergie. Pour déjeuner, nous nous sommes régalés de ce que nous pouvions prendre, compte tenu de la diète que nous devions suivre. J'étais aux anges. Vers 9h, nous avons retrouvé Ricardo afin d'exprimer nos intentions. Personnellement, je suis venu nettoyer mon corps et mon esprit. Je suis conscient que cela aidera à mon évolution et mon parcours sur le chemin de l'homme-médecine.
Le reste de la journée fut calme avec des moments de partages entre nous et, notamment, avec Alexia, avec laquelle il s'est développé une belle complicité, au vu de nos chemins de vie très similaires.

Première cérémonie

La prise de l'Ayahuasca s'est faite plus tard. Après m'être préparé mentalement et spirituellement, je me suis paré de mes habits cérémoniels et de ma plume d'aigle, je suis allé m'étendre sur un des matelas disponibles dans la maloca. Une fois la prise effectuée, il s'est écoulé un temps que je peine à estimer avec précision (peut-être plus d'une heure mais pas plus de deux), sans que je ressente autre chose qu'un léger dégoût dans mon estomac. Etant relativement centré et calme mentalement, une fois les icaros chantés, je me suis assoupi légèrement puis je me suis réveillé d'un coup avec tous les effets visuels de la plante, me retrouvant dans un monde de magnifiques objets et lumières, de toutes couleurs, tous très beaux et changeants en permanence. Fort agréable.

Par la suite, d'autres étapes se sont succédées. La suivante m'a montré comme une grosse boule constituée de serpents noirs se trouvant en face, menaçante si je m'en approchais. Je me voyais muni d'un glaive en chaque main, j'avais le choix de combattre ou de travailler cela autrement. Mon choix a été d'envelopper le tout dans un sac et de le donner à mes Guides spirituels ; ce qui fut fait, faisant place à un vide rempli de paix et d'harmonie. Puis, des effluves sombres montaient d'une sorte de machine qui était apparue au devant… J'ai alors employé le même scénario pour éliminer les mécanismes négatifs avec le même succès.

Par la suite, les désagréments intestinaux et un fort étourdissement, accompagnés de vertiges, m'ont entraîné vers un vide total, me retrouvant même en absence du silence. C'était un état très perturbant, voire paniquant. En restant centré, j'ai pu faire le choix d'accepter cette absence du Tout. Une fois cette intention émise, de magnifiques lumières bleues ont remplacé ce vide et je me suis senti à nouveau faire partie de quelque chose que je savais être un Grand Ensemble.

Peu après, des sensations désagréables ont pris le relais, me faisant me sentir très fatigué et impuissant dans le contrôle de mes mouvements physiques, avec une sorte d'anesthésie et de bourdonnement des membres supérieurs, en présence d'autres images moins agréables mais pas menaçantes. A plusieurs reprises, j'ai eu l'impression de l'imminence de quitter mon corps et, même, de mourir. Je n'avais pas autrement peur, mais plutôt un sentiment d'inquiétude concernant la manière dont cela pourrait se passer. Durant les icaros personnalisés, je n'ai rien senti de particulier mis à part quelques vertiges. Je me suis reposé par la suite.

Mardi 30 juillet
Deuxième cérémonie

Nous avons pu échanger avec Ricardo et Wiler qui, parfois, me semblaient bien loin de tout ce que nous pouvions leur raconter. Ils semblaient s'endormir en nous écoutant... Beaucoup d'échanges aussi dans le groupe, car les expériences ont été multiples et très différentes pour chacun d'entre nous. Le soir, nous avons repris l'Ayahuasca mais, cette fois-ci, pour nettoyer en profondeur alors que la première prise était destinée à l'ouverture de diète de la plante. Mon choix était de prendre un peu moins que la veille, ce qui a fait que je n'ai pas eu de désagrément physique, mis à part le fait de sentir un peu de chaleur et le ventre barbouillé.
Ma première vision était une grosse grenouille verte avec des yeux rouges, puis je suis devenu le ruisseau d'une forêt... Ensuite, des petites flammes roses sont venues se poser sur mon corps et m'ont donné la douce sensation de brûler des choses négatives de mon être, la sensation d'avoir reçu un soin en profondeur avec beaucoup de sérénité et de paix. Une fois la cérémonie terminée, je suis allé me reposer. Je dois dire que le gros orage qui s'est déclenché en cours de route a été très thérapeutique, une vraie bénédiction.

Mercredi 31 juillet
Ce matin, nous avons tous bien déjeuné et copieusement. La rencontre s'est faite à 9h avec Ricardo et Wiler. Aujourd'hui, c'est la journée de repos car nous avons eu la cérémonie hier soir. J'ai passé une journée à échanger avec d'autres participants venant des USA (Jane, Michelle, James, Luis).

Jeudi 1er août
Troisième cérémonie

Ce matin, tout est mouillé car il a beaucoup plu la veille. Ce soir, à la cérémonie, je vais demander la même dose que le premier jour. Les journées sont très calmes et tranquilles, tous les jours vers 16h, nous devons aller prendre la plante médecine. Celle qui me concerne : le Pignon blanco. Lors de la cérémonie, j'ai eu de magnifiques visions où je me sentais être le Tout et le Rien en même temps... et tout ce qui existait entre deux ne pouvait m'atteindre, car je faisais partie intégrante de ce Tout... dans lequel le Rien était également compris. Puis, d'autres visions me sont apparues, celles-ci contenaient des images plus menaçantes, telles des serpents sombres, lesquels ne pouvaient guère me toucher, comme s'ils ne me voyaient pas. De plus belles images les ont remplacées (fleurs, lumières, couleurs...). Le tout comme si j'étais devenu invisible. J'ai repoussé tout cela et d'autres visions plus coloriées encore sont apparues, mais tellement nombreuses et à un débit si important qu'il m'est difficile d'en décrire une. Il y avait peu de sensations physiques désagréables ; pas de nausées mais beaucoup de gargouillis au ventre, suivis de diarrhée. Beaucoup de visions sont revenues par la suite. Constatation fut faite que la dose donnée le premier jour me convenait bien.

Vendredi 2 août
Quatrième cérémonie

Journée paisible, je me sens en bonne forme physique. J'ai plaisir parfois à donner à manger aux perroquets. Il est plaisant de les entendre parler et rire comme ils le font. Par moments, je prends le temps de parler plus en profondeur avec les autres, ceux qui sont en demande. Je ressens de la détresse chez certains membres du groupe qui traversent des situations fort désagréables et ne savent plus que faire. Ce soir, j'aimerais prendre un petit peu plus d'Ayahuasca, histoire de voir comment mon organisme réagira concernant les visions.
Lors de la cérémonie, la prise étant plus abondante que d'habitude, j'ai eu beaucoup de mal à l'avaler. Mon corps a rejeté autant de substance. Les visions ont défilé, floues et peu précises, avec des sensations désagréables dans mon corps (maux de ventre, sensations de chaud-froid, nausées et beaucoup d'éructations). J'ai été très étourdi et en pleine ivresse. A la fin de la cérémonie, je suis retourné dans ma chambre pour me reposer. Je n'ai pas eu de visions particulières ce jour-là.

Samedi 3 août
Journée très piteuse. Envahi par une sensation de faiblesse, sans idée et avec une grande fatigue. Il m'a fallu me reposer durant une bonne partie de l'après-midi, puis c'est seulement vers 17h, lors de la prise du bain de fleurs que j'ai commencé à me remettre sur pied. Le soir, nous avons encore eu des orages et ils ont duré une bonne partie de la nuit.

Lundi 5 août
Cinquième cérémonie

Journée très calme. Pour le travail de ce soir, mon souhait est d'établir une meilleure connection avec l'Esprit de la Plante, faire un nettoyage de mon corps physique et de mes différents corps subtils. La cérémonie ne m'a pas été facile ; je me suis senti complètement dissocié, un peu comme ceux qui souffrent de schizophrénie. Il m'a été impossible de me rattacher à quelque chose de solide, de connu, autre que ma connection au cœur et au Divin. Mes souvenirs, mon passé, mes expériences, tout était devenu de simples souvenirs très flous, flottants comme des sphères, tels des satellites autour de mon être, sans propriétaire ; moi-même ne sachant plus qui ou qu'est-ce que j'étais. Il y a eu un bref moment de vide, de néant, où je ne savais pas très bien quoi faire…alors j'ai finalement accepté cet état des choses et je me souviens que je faisais le tour de ces sphères tout en les observant en profondeur. Je voyais des souvenirs qui me semblaient familiers, mais j'étais incapable de pouvoir définir à qui ils appartenaient ; suivirent les expériences actuelles au Chili, encore une fois, cela me paraissait familier mais je ne parvenais pas à savoir à qui cela appartenait. Puis, ce fut le tour de certains aspects de ma propre identité, avec le même sentiment de non-appartenance. Alors, puisque à chaque séquence je finissais par dire que je voyais bien tout cela mais je ne savais toujours pas à qui cela correspondait, une question m'est apparue dans mon esprit, claire comme de l'eau de roche : *…de quoi es-tu sûr alors?*
La réponse est venue immédiatement, pour affirmer que la seule chose que je savais, c'était que j'étais connecté à la Source Divine. C'est à ce moment-là que toutes ces sphères en un seul mouvement synchronisé, sont comme entrées en moi et m'ont redonné cette identité que je porte dans cette vie-ci, me sentant de nouveau redevenir quelqu'un. Le lendemain, ne me sentant pas très bien physiquement, car mon foie était comme surchargé, j'ai préféré me reposer quelques heures.

Mardi 6 août
Sixième cérémonie

Journée sereine. Il me faut du temps pour me reposer et récupérer. La récupération par le sommeil m'a bien aidé. Le soir, mon choix était de ne pas prendre d'Ayahuasca car mon corps demandait à se reposer. Le centrage a été ce que j'ai le plus travaillé. Mais, chose étonnante : je me sentais tout autant étourdi que si j'avais pris l'Ayahuasca. Un travail de nettoyage s'est fait tout de même car mon organisme ne cessait d'éructer en vidant l'estomac de son air. Il n'y a pas eu de visions se démarquant et je suis immédiatement allé me coucher peu après la fin de la cérémonie.

Mercredi 7 août
Au lever, tout était très calme... Cette forêt est merveilleuse, vivante, vivifiante. La journée s'est déroulée comme d'habitude. Le soir, il m'a été permis de procéder à une cérémonie du Feu Sacré, dans le but d'offrir un soin à ceux qui étaient en demande. Ces moments-là sont magiques et, lorsque la canalisation de ces énergies est en cours, l'esprit voyage dans d'autres contrées, d'autres Cieux. Grâce aux Êtres porteurs de cette puissante énergie de guérison, le soin a porté ses fruits et les personnes en question ont été libérées.

Jeudi 8 août
Septième cérémonie

Le soir, la cérémonie s'est bien déroulée. Mon verre avait un tout petit peu moins d'Ayahuasca que mardi mais le dégoût de la préparation m'a causé de fortes nausées. Par la suite, j'ai reçu très peu de visions mais trois se sont démarquées significativement. J'ai vu de magnifiques tulipes bigarrées, violettes et blanches, pousser sur une ancienne coulée de lave. Leur tige était puissante, longue et harmonieuse. Je me suis avancé vers Ricardo, il m'a chanté l'icaro, tandis que j'étais assis en tailleur devant lui, les bras joints sur mes genoux. Je me suis vu devenir une plante dont je devenais le tronc. Les feuilles poussaient partout sur mes bras et mes jambes ; au-dessus de ma tête, une grande fleur s'est épanouie ressemblant à un tournesol.
Lorsqu'il m'a soufflé dessus avec l'Agua de Florida (nettoyage des corps subtils ainsi que protection de ceux-ci), j'ai vu un flash jaune orangé arriver sur moi. Malgré le mal-être au ventre, je peux dire que c'était une cérémonie plutôt calme et qui a travaillé, subtilement, en profondeur.

Vendredi 9 août
Huitième cérémonie

Un bon petit-déjeuner pour commencer la journée...
Après, j'ai pu partager avec d'autres participants. Une autre cérémonie du Feu Sacré m'avait été demandée, elle eut lieu en début de soirée, sous les derniers rayons du soleil. Après cette cérémonie, je suis allé me reposer en attendant la dernière prise d'Ayahuasca du séjour.
Lors de cette dernière soirée, j'ai eu très peu de visions. Je me suis senti très calme et fort, ce qui m'a permis de travailler conjointement avec d'autres, sur la protection de la maloca, de nous tous, car un pressentiment planait dans l'air, de la probabilité qu'on reçoive des attaques de l'ombre. Après avoir participé aux prières de protection, j'ai commencé à sentir légèrement les effets, me poussant à me concentrer un peu plus sur ma personne.
Peu après avoir terminé avec les prières à l'Univers, l'un de mes animaux totem, l'Aigle, est venu me trouver. Il s'est présenté tel un petit aigle brun et blanc qui est venu se poser sur mon épaule gauche. C'était une vision claire et il m'était fort agréable de sentir cet Esprit. Il m'accompagne bien souvent à mon insu mais, cette fois-ci, il s'est rendu bien visible et je fus agréablement surpris qu'il se pose sur moi pour la première fois. À un moment donné, peu après que j'ai reçu quelques visions de fleurs et de lianes, j'ai observé une espèce de grand serpent à l'œil anormalement grand et vif qui entrait dans la maloca deux mètres au-dessus de la place d'Alban. A mesure qu'il avançait, il se transformait en un grand aigle sombre... gardant toujours ce même œil de lézard. Cette vision me donnait le sentiment que cet être cherchait une proie, car il regardait dessous, comme à l'affût. J'ai alors demandé à l'Esprit de l'Aigle qui m'accompagnait d'aller voir de plus près ce géant sombre et bizarre tandis qu'il tournoyait dans la maloca. Il s'est alors aussitôt envolé et, planant au-dessous de cet être ailé, il est remonté très très haut, hors de mon espace visuel, puis est revenu en piqué sous forme d'une énorme aigle blanc, aux pattes et becs jaune-orangé, bien plus grand que ce géant sombre, il l'a attrapé avec ses griffes puis l'a emporté au loin. J'ai entendu les cris aigus de cette bête, les cris qui n'étaient pas ceux d'un aigle. Plus tard dans la soirée, l'Esprit de mon animal totem est revenu sous sa première forme se poser à nouveau sur mon épaule gauche. Je suis parti me coucher à la fin de la cérémonie.

Retour d'expérience quatre mois après

Cette expérience m'a permis de prendre conscience des bienfaits de l'Esprit de la plante sur ma vie en général. Il y a une connection plus évidente avec l'Esprit malgré l'intensité des expériences traversées durant ce séjour au Pérou.
Une meilleure sérénité aussi, malgré des événements intenses vécus et difficiles à accepter. Elle a mis davantage en évidence la partie la plus problématique de mon être, à savoir l'ego, bien qu'il ait été travaillé minutieusement pour être fortement diminué, voire éliminé. Dans l'ensemble, je me sens plus connecté (c'est ce que j'étais allé chercher), plus sain dans mon corps, plus agile, moins lourd, car j'ai pu délaisser plus facilement la consommation de viande (j'avais demandé également à nettoyer mon corps). Il m'est difficile d'attribuer à l'Ayahuasca quelque chose de spécifique qui serait survenu dans ma vie grâce à cette expérience. Je remercie Ricardo, Wiler, Claudine, Alban et les autres membres du groupe, pour avoir partagé cette magnifique expérience avec moi.

Perception de cette expérience, un an et demi après...

Quelques mois après notre séjour au Pérou, j'ai eu à traverser la période la plus noire de ma vie, où beaucoup de souffrances se sont mises en travers de mon chemin.
Lorsque je me remémore cet épisode sombre, je prends conscience qu'il aurait pu me terrasser si je n'étais pas allé vivre cette magnifique expérience au Pérou. En effet, elle m'a permis de me renforcer intérieurement alors, malgré toutes les difficultés traversées, l'acquisition de cette aptitude particulière m'a aidé à tenir le coup, à ne pas sombrer au point de ne plus pouvoir me relever.
Aujourd'hui, avec le recul, je sais que ces trois semaines chez nos amis Shipibos et surtout la présence de cette nouvelle Amie (l'Esprit de la Plante), ont été déterminants en tant qu'outils pour affronter les évènements désagréables auxquels je ne m'attendais guère, juste au retour de ce voyage. Si j'avais à nommer précisément ce qui s'est renforcé en mon être, je parlerais de préparation à la future phase de vie... Ma faible capacité (à ce moment-là) à encaisser les chocs émotionnels, surtout ceux générant des peurs, a été renforcée. S'en est suivi une amélioration de la sensation de

connection à La Source, à l'Univers, à Dieu, comme vous voudrez le nommer... Et surtout, je ressens maintenant une douce sensation, un paisible bien-être général ; un peu comme, quoi qu'il arrive, quoi que je sente, de me sentir toujours en sécurité, avec ce lien renforcé.

Dans mon travail thérapeutique envers les patients, cette expérience se traduit au quotidien par des visions manifestement plus amples, impliquant une symbolique amazonienne que je n'avais pas auparavant et qui demandent également de nouvelles interprétations. C'est comme si, en ayant eu accès à l'Esprit de la plante, elle m'avait légué un support pour communiquer avec elle : son langage... celui du cœur. La Vie elle-même étant une suite d'expériences qui se suivent et se superposent, celle d'Iquitos a été, pour moi, un nouveau maillon, riche et profond.

L'expérience qui en a découlé m'a conduit à transmettre, à ceux qui en font la demande, une acceptation plus profonde de la notion de Qui je Suis, afin qu'ils soient en mesure de prendre conscience qu'il n'y a aucun jugement à porter... ni sur soi, ni sur personne, ni sur aucune situation donnée. Tout étant juste. Parfois, je repense à cette dissociation de la personnalité que j'ai vécue et prends conscience que la seule importance réside dans le fait d'être conscient de cette Divine connection avec le Tout, les vrais problèmes commençant lorsqu'on vit séparé du Tout.

Marie-Pierre

51 ans, coordinatrice en marketing relationnel.

Intentions :
• Problèmes de vision (rétinite pigmentaire) : ne voit pas sur les côtés et ne voit pas de nuit ou quand la lumière est faible. Les cellules visuelles ne fonctionnent pas.
• Développer la confiance en soi notamment dans le cadre professionnel.
• Nettoyage physique et spirituel.

Plante à diéter prescrite par Ricardo :
Pinon Blanco + gouttes dans les yeux de basilic

CARNET DE CÉRÉMONIES

Lundi 29 juillet
Première cérémonie

Ce fut une nuit irréelle et merveilleuse, de rêve, la découverte de nouvelles sensations. Mes premiers souvenirs : le calme, la lumière qui s'éteint. Je me sens bien dans la maloca, sans angoisse, heureuse de ce partage.
Avec difficulté, désorientée dans la pénombre, je m'approche du matelas devant Wiler et m'y assois, il me tend une serviette en papier et un verre rempli aux deux tiers d'un liquide sombre, marron foncé. D'abord surprise par sa consistance épaisse et sirupeuse, j'imagine un goût de réglisse...
De retour à ma place, près de la porte d'entrée de la maloca, l'attente me paraît un peu longue, je perds la notion du temps et de l'espace. J'écoute les quelques bruits... Après trente minutes, j'ai le sentiment de voir un magma brun foncé onduler devant moi, avec de jolis dessins couleur marron, en relief, à peine perceptibles, comme des nervures, des étoiles, des cristaux de neige. J'ai eu envie de m'étendre davantage et j'ai accepté avec plaisir la suite des images, en position détendue. Et là, le marron foncé a vite été remplacé par des couleurs variées, des formes très belles, un monde magique... Chose étonnante, j'ai eu envie d'associer mon grand ami

Dan à ce voyage. Nous nous fondions ensemble dans ces images colorées. Mais, assez vite, il a disparu de mon voyage et j'ai continué mon périple seule. De belles images sans cesse, avec parfois une forte intensité lumineuse. Puis j'ai senti l'Ayahuasca entrer dans toutes les cellules de mon corps jusqu'au bout des doigts. J'accueillais la plante, je l'observais, je bâillais très fort à maintes reprises. Je me suis entendue rire doucement.

Je chuchotais *Ce n'est pas vrai, ce n'est pas possible !*, non que je refusais de me laisser envahir, mais je n'en revenais pas de la puissance de cette plante. Je me sentais rassurée d'être dans un centre thérapeutique, confiante et volontaire pour faire ce voyage. L'Ayahuasca me surprenait en me délivrant de nombreux messages et en mettant en place des scénettes avec quelques personnes de ma vie. Elle m'aidait à y voir clair sur l'évolution de ma relation avec ces personnes d'une façon rapide et pertinente. Ces messages pouvaient m'aider à mettre de l'ordre dans ma vie.

J'ai eu envie de m'allonger comme pour me fondre totalement dans ce nouvel environnement. J'entendais des bruits imaginaires en plus des sons réels dans la maloca et des icaros souvent en adéquation avec mes visions comme s'ils réglaient le rythme de la cérémonie tel du papier à musique. À un moment donné, Alban est venu me chercher pour être chantée par Ricardo. Les deux curanderos semblaient chanter pour moi sur deux registres de voix différents. Ils ouvraient la diète au Pignon blanco.

L'Ayahuasca me disait :
- Si tu veux voir dans la nuit, ouvre les yeux dans le noir!

Or, c'est vrai, j'avais tendance à les fermer comme lorsqu'on rêve. Après avoir transpiré, j'ai eu froid, terrassée par la plante, bien que me sentant protégée par elle, puis j'ai transpiré de nouveau. La perspicacité de la plante dans ses messages, les solutions concrètes et visionnaires, brèves et pertinentes qu'elle apportait à des situations de mon quotidien m'ont bluffée. Enfin, le calme est revenu et j'ai choisi de finir ma nuit dans la maloca.

Mardi 30 juillet 2013
Deuxième cérémonie

On s'installe, les curanderos entrent dans la maloca. Lorsque je suis appelée, je m'approche et Wiler me tend une serviette en papier et un verre d'Ayahuasca. Il me semble moins rempli que la veille ; j'en ressens une certaine frustration, j'aimerais tant avoir de belles couleurs et de visions comme la nuit dernière ! La lumière s'éteint. Alors commence l'attente des effets de l'Ayahuasca. D'un seul coup, je suis éblouie par une voûte scintillante, blanche, au plafond de la maloca : elle est belle, j'aime sa lumière puis elle devient moins lumineuse mais scintille toujours. J'attends des couleurs, des jolies formes comme hier. Pas trop... ça ne part pas comme hier, tel un festival de couleurs magnifiques. Peut-être parce que la dose d'Ayahuasca est moins forte ce soir. Je me mets à penser un peu à mon ami Dan, il apparaît furtivement dans certains décors et disparaît très vite. Je le cherche et comprends qu'on semble m'empêcher de le voir, comme si la Madre l'enfermait ou voulait le tenir à distance de moi. Je me demande si la plante n'est pas en train de l'emprisonner, je ne veux pas qu'on lui fasse de mal même si je sais qu'il est fort et capable de se défendre. Je me dis que je suis peut-être responsable de cette souffrance qu'il semble vivre dans mes visions. Je demande à l'Ayahuasca de l'épargner, le protéger, le libérer. Alors la tension se relâche et diminue ; les méandres de la plante semblent moins l'enserrer et je lui dis que je vais gérer. Je sais bien au fond de moi que, pour différentes raisons, ma relation avec Dan n'est pas possible, quelle que soit notre attirance l'un pour l'autre. La plante me demande de me ressaisir et de prendre du recul. Les chants des curanderos sont alors répétitifs à n'en plus finir, ils ne me conviennent plus du tout, ils me fatiguent, je me sens harcelée, épuisée, laminée... Je n'en peux plus ! Je souhaite que les chants s'arrêtent. Je pleure beaucoup et me dis qu'ils ont eu raison de moi, ils me font renoncer à cet amour impossible et cela me fait mal, moi qui n'aime pas renoncer. Mais ça correspond aussi à mon intention d'y voir plus clair pour redémarrer de manière plus confiante. En aurai-je la force ? Doutes, découragement, grande tristesse, pleurs à n'en plus finir. Des nausées surviennent, quelques visions pas sympathiques, notamment les pattes d'araignées aperçues furtivement la veille dans mes visions. On vient me chercher pour être chantée par Ricardo. Je dois aller vers lui, je suis effondrée, je n'ai pas le sens de l'orientation dans le noir. Je trouve enfin le matelas face à lui et je m'assois. Je n'en peux plus. Ricardo chantera longtemps un chant qui m'agresse, qui semble vouloir me faire capituler, comme pour me montrer que je n'ai pas le choix. Son chant me semble interminable, je me dis qu'il soûle tout le monde, il me semble qu'il s'épuise, toussant, crachant... il reprend encore puis enfin le chant se termine, il ne m'a pas apaisée. On m'aide à me relever. J'ai l'impression d'avoir été torturée. Je me recouche sur mon matelas, prostrée. Des nausées, des pleurs. Je n'arrive pas à me calmer, pourtant il le faut ! Puis un long silence. Il me semble qu'une autre personne est chantée à son tour puis, de nouveau, un peu de calme. Je suis rappelée pour être chantée auprès de Wiler. Pourquoi ? A-t-il perçu que je suis au bout du rouleau ? Je me relève. Le matelas devant Wiler me semble très loin. Je me mets enfin face à lui. Je suis toujours en pleurs, mon tout petit bout de mouchoir est trempé, mon seau est devant moi, j'ai l'impression de n'être plus rien. Wiler reprend les chants qui me torturent encore, il va me falloir beaucoup de forces, mais je les sens me lâcher. Je sens alors soudainement une nouvelle hargne, comme de la colère monter en moi, peut-être quelque chose de nouveau qui va m'aider à retrouver un peu de punch ? Non, je ne veux pas laisser mes dernières forces m'abandonner, ces chants veulent me faire lâcher, avoir raison de moi ; même si ce n'est pas son intention, Wiler me tue au lieu de m'aider. Non, je ne me rends pas. Il s'épuise, il fatigue, c'est lui qui va capituler, pas moi. Je suis tentée de me coucher sur le matelas, mais non, je ne capitule pas. J'entends Wiler dire *finito*... Ouf... un moment de calme. Enfin, il a arrêté de chanter. Je plains les autres personnes dans la maloca qui doivent être toutes soûlées. Ah non, ces icaros n'étaient vraiment pas doux ce soir. Encore quelques nausées puis je tâche de retrouver un peu de calme. C'est plus facile dans le silence. Petit à petit, acceptation, résignation, on va arrêter là cette quête d'un amour impossible. Il faut maintenant reconstruire sur d'autres bases. Petit à petit, mon esprit et les visions qui m'apparaissent commencent à être un peu plus détendus. Je vois l'image d'une fleur blanche et bleue aux longs pétales, profonde, dans laquelle mon ami et moi sommes réunis, confiants et en paix. Merci Ayahuasca. Et à la seconde où je vois cette fleur, une forte pluie s'abat sur la coupole de la maloca. Elle me semble arroser très fort la terre où se trouve la fleur et de cette terre va démarrer un monde nouveau où l'on va reconstruire. Les curanderos ont terminé leurs soins sur nous tous. Ils ont appelé la pluie... ils sont trop forts. Je m'endors sur cette image. Quand je me réveille, tout le monde a quitté la maloca. Il est 6 h 45.

Jeudi 1er août
Troisième cérémonie

Ce soir, quand je me suis approchée de Wiler, j'ai eu le sentiment de recevoir une petite portion d'Ayahuasca. J'en voulais plus, pour plus de visions.

J'ai donc repris une deuxième rasade, plus importante que la première, puis ai regagné mon matelas. J'avais décidé de passer la nuit assise pour bien me centrer sur mes intentions. La lumière était encore allumée dans la maloca quand j'ai vu le plafond scintiller d'une lumière blanche. Mon corps crépitait déjà, rayonnait, je sentais la température de mon corps monter, j'ai vu un lampadaire encore allumé se transformer en tête d'oiseau. Je me suis dit : C'est parti pour un grand tour, j'espère que je vais tenir toute la nuit! Je transpirais, je ressentais la fièvre et répétais : *Le monde… Le monde.* J'ai cherché à voir dans l'obscurité, à trouver plus de clairvoyance. Dan a commencé à revenir dans mes visions, je ne le souhaitais pas. En alternance avec ces visions, je recevais d'autres messages comme Donner… donner… Il pleuvait fort sur la maloca, je levais les bras au-dessus de ma tête pour capter toute l'énergie de la pluie, de la nature, de l'orage et tout ce que la plante voulait bien me donner. Elle me demandait de partager, transmettre, donner, apprendre, prendre pour moi pour donner aux autres… Dan revenait… Avec mon combat, avec la fièvre, ma respiration s'est modifiée, est devenue plus haletante et, dans mes visions, j'ai réalisé que j'étais en train de mettre un enfant au monde et me disais : *Ce n'est pas possible, cet enfant est la concrétisation d'un amour que je ne concevais pas, c'est l'enfant de Dan, il va falloir que je lui annonce qu'il a un fils…*
L'Ayahuasca travaillait, cet enfant était une image pour me dire que je pouvais accepter cet amour et, après beaucoup de batailles, l'enfant est venu ; je le tenais dans mes bras. Dans mes visions, Dan était près de moi et l'Ayahuasca nous appelait à aller plus loin avec notre fils, à conquérir le monde, à donner, répandre de l'amour partout, donner la confiance, comme quoi tout est possible… L'Ayahuasca m'a dit : - *Là, tu deviens pure. Tu es à l'entrée de la porte du Divin.* J'ai vu alors comme une table blanche, dans la lumière, à laquelle Dan et moi étions assis, à la table des Dieux, avec notre enfant, on accédait au Divin ! Ayahuasca, jusqu'où nous emmènes-tu ? Puis, le calme est revenu. Durant cette cérémonie, Wiler et Ricardo m'ont beaucoup chantée… J'ai reçu plusieurs fois des sopladas d'Agua de Florida… Puis je me suis sentie assise au milieu d'une immensité avec les bras ouverts, accueillant ma nouvelle jeune famille comme une famille divine. Sous la pluie, on prenait toute l'énergie de l'univers et je ne demandais qu'à aimer, donner, partager. J'ai eu le sentiment fort que cet enfant avait été conçu dans la fleur, à la fin de la seconde cérémonie, où une pluie avait inondé la terre pour faire naître un monde nouveau.

Vendredi 2 août
Quatrième cérémonie

Pour cette cérémonie, j'ai pris un peu moins d'Ayahuasca... Bien calée, assise contre mes oreillers, je souhaitais désormais ne plus me laisser recouvrir totalement par la plante... Je me suis endormie en position assise. Combien de temps ? Je ne sais... Dans mon sommeil, la Madre est venue me chercher, m'a réveillée. La première chose qu'elle m'a dite, c'est :
- *Ferme ta grande bouche !*
Ça voulait dire : *Cette fois, tu ne vas plus gêner les autres, tu vas te taire et écouter !* Elle ne me l'a pas dit deux fois ! On ne m'a quasiment pas entendue durant cette cérémonie, contrairement aux précédentes. J'ai alors spontanément demandé à la plante :
- *Je souhaite communiquer avec des êtres de lumière. Je veux garder la connection avec toi ; comment pouvoir me connecter avec toi à tout moment ?"*
Elle m'a répondu :
- *Mets ta main sur ton coeur et, chaque fois que tu mettras ta main sur ton coeur, je serai là. Mets la main sur ton coeur pour bien garder ces trésors, reçois-les tels quels, accepte-les, aime-les, je serai là pour les accueillir avec toi.*
Là, j'ai commencé à sentir de la reconnaissance envers toutes les personnes qui m'ont aidée ; Dan n'est pas revenu dans mes visions, la plante l'avait utilisé comme messager pour me montrer tout ce que peut m'offrir l'univers, à tous les niveaux, elle me demandait de savoir accepter ces cadeaux. Subtil! Ayahuasca, merci! La Madre m'a demandé aussi de revenir la retrouver régulièrement dans la Nature pour me ressourcer et garder la connexion... Puis, je lui ai dit que je souhaitais qu'elle travaille sur mes yeux. Dans la nuit, j'ai beaucoup ouvert les yeux. J'ai cherché des signes lumineux et j'en ai trouvés. J'ai mieux suivi tout ce qui se passait durant la cérémonie, c'était beaucoup plus clair. Je comprenais la structure de la cérémonie, les chants de Wiler et Ricardo m'ont parlé autrement cette nuit-là, ils étaient plus doux, certains m'ont évoqué des images de beaux oiseaux, signes de liberté pour moi et j'ai acquis la conviction qu'à la dernière cérémonie mes yeux verraient clair.
La foi revenait, je pouvais croire en mes rêves pour qu'ils se réalisent, la pensée créant la réalité ! Voilà, je suis en chemin pour ne plus douter, voir clair, aimer les autres, garder des trésors dans mon cœur ! J'ai vomi un peu, pas énormément. Quand je me suis approchée pour être chantée, j'ai pu

me lever seule, avec mon seau, j'étais beaucoup plus claire que dans les précédentes cérémonies, les chants m'ont parlé, ils étaient très doux, je devinais la motivation de Ricardo et de Wiler ; ils observaient une bonne partie du cheminement en moi. L'Ayahuasca poursuivait son travail. Je n'avais plus la même fièvre... je recevais beaucoup d'enseignements et me bonifiais. Quand tout le monde a été chanté, Ricardo et Wiler sont partis, tout le monde a pu se reposer, je suis restée dans la maloca jusqu'au petit matin.

À 9 heures du matin, nous avons fait un débriefing avec Ricardo sur les cérémonies précédentes. Ricardo m'a dit que j'avais vécu mes trois premières cérémonies de façon intense. En prenant un peu plus d'Ayahuasca, j'étais allée chercher plus loin. Le soin, pour enlever toutes les énergies à évacuer, s'était fait plus vite et plus fort. J'étais en train d'accéder aux meilleures marches vers la Lumière... Et que c'est bon ! J'apprends beaucoup de choses : le respect d'autrui, l'écoute, l'ouverture du cœur et l'accueil. Merci Ayahuasca !

Lundi 5 août
Cinquième cérémonie

Lorsque je me suis approchée pour prendre ma portion d'Ayahuasca, elle m'a paru moins bonne que d'habitude, j'ai eu un peu plus de mal à l'avaler. La lumière a été éteinte, puis la bougie de Ricardo a été soufflée. Tout était calme, pas de vision particulière. Au bout d'un moment, j'ai senti mon corps à nouveau scintiller, crépiter, puis, assise contre mes coussins adossés au mur, je me suis endormie... Quelques temps plus tard, la plante m'a dit : *Réveille-toi !* J'ai eu alors le sentiment de voir des lumières, un peu comme une Voie lactée ; l'obscurité s'éclaircissait, puis elle a poursuivi :
- *Accepte la lumière, prends la lumière pour aider les autres ; tu vas toi-même devenir un être de lumière.*
Je me suis vue assise sur un terrain, comme prête à décoller, à passer à autre chose mais ce n'était pas très facile de quitter ce monde d'où je venais. Bien que j'aspirais à partir dans un environnement plus lumineux, je sentais qu'un envol était proche, mais des liens me retenaient à cette terre d'où je venais ; alors la plante m'a dit :
- *Oui, tu vas décoller, mais d'abord il faut que tu finisses de régler tes affaires là où tu es, là d'où tu viens.*

Et là, le thème principal de mes affaires a été ma fille Cloé. Il y a quelques jours, elle m'a jointe par Skype dans le centre (étonnamment, seule connection établie avec la France!). Elle me disait qu'elle venait du 6 au 23 août à la maison... Cloé, je ne t'ai pas suffisamment aimée dans ton enfance, dans ton adolescence et la plante me disait :

- Cloé va revenir demain dans ta maison avec son compagnon et son fils. Cette famille te renvoie à ta troisième cérémonie. La famille Divine, maintenant, c'est la famille de Cloé qui a besoin de toi, d'amour et, autour de Cloé, avec Cloé, tu devrais reconstruire ta famille, faire aussi revenir Thierry, Julien, Margot pour une famille harmonieuse...

- Waow !

Cela m'a paru difficile, tellement chacun est maintenant parti dans sa propre direction. J'entrevois cette vision, mais je ne ressens pas un désir ardent de réunir toute l'énergie pour cela. La plante me demande de me concentrer sur Cloé et sa famille. Elle me propose, me suggère de re-accoucher de Cloé pour une nouvelle naissance, une nouvelle vie. Je me suis concentrée là-dessus. Je me suis rapprochée de Cloé dans cette vision ; j'ai eu des vibrations, mais non, je ne suis pas allée jusqu'au bout, je n'ai pas redonné naissance à ma fille. Plusieurs fois dans la nuit, cette image m'est revenue et semblait me dire : Penses-y, c'est une alternative aussi de reconstruire ta famille, ils seraient tous heureux si ça pouvait se faire dans l'harmonie. Tu peux aider les autres, mais tu dois aussi aider ta famille. Tu as besoin de cette lumière, car tu vas prendre des responsabilités ; tu veux en prendre et tu vas en prendre. Tu vas prendre aussi des responsabilités financières. Au moment où la plante me parlait de responsabilités financières, je voyais une bourse en jute marron clair, fermée par un cordon, assez remplie, qui semblait contenir des sous. Voilà, je ne sais pas pourquoi mais j'aurai besoin de cette lumière tôt ou tard.

J'ai reçu d'autres messages dans la nuit... La plante me demandait de patienter encore pour cet envol. J'ai réalisé alors que l'envol ne serait pas pour cette cérémonie. La plante continuait à travailler sur mes yeux. En différentes occasions, j'ai ouvert grands les yeux, j'ai vu des petites lumières partout, certaines des vraies, d'autres probablement imaginaires. Tard dans la nuit, on est venu me chercher pour être chantée. Assise devant Wiler, j'étais distraite, son chant n'avait pas beaucoup de prise sur moi, il ne m'apportait ni bonheur ni lumière. Pour la première fois, j'étais ailleurs... Je ne sais pas où j'étais ! La plante me demandait de finir ce que j'avais à faire ici-bas pour pouvoir ensuite m'envoler, devenir peut-être un être de lumière pour aider les autres… Je patiente, j'espère monter dans un environnement plus lumineux prochainement. Saurai-je gérer cet état? La plante m'y aidera. Merci Ayahuasca !

Mardi 6 août
Sixième cérémonie

J'ai pris ma portion d'Ayahuasca et suis retournée sur mon matelas. La lumière s'est éteinte et les effets sont venus assez vite. La plante m'a dit :
- *Écoute ton cœur, travaille en profondeur.*
Je devais comprendre pourquoi je n'avais pas réussi à établir des relations d'amour suffisantes au sein de ma famille. J'avais un besoin de reconnaissance et je n'acceptais pas le joug d'un travail salarié régulier. J'ai voulu travailler par moi-même et, pour faire mes preuves, j'ai tout donné dans mon activité en délaissant ma propre famille. Mon objectif était de réussir, de gagner de l'argent… Je me suis entêtée et ma famille me trouvait de moins en moins disponible. Mon rapport avec l'argent et ma quête de reconnaissance faussaient les relations et m'empêchaient d'aimer comme je le devais, comme il aurait été plus sain, plus facile, plus beau, plus naturel et mieux pour moi. Et donc, avec ma fille à la maison depuis le 6 août, et, depuis hier, lors de l'entretien avec Ricardo en début d'après-midi, un travail de reconstruction a recommencé. L'Ayahuasca m'a amenée à me recentrer là-dessus, comme si ça faisait partie de mon intention d'y voir plus clair. J'ai alors aperçu, dans mes visions, des sacs-poubelle… Il y en avait au moins deux, déjà pas mal remplis, mais pas totalement… Je les regardais se remplir, il y avait encore pas mal de choses à y mettre. Ces sacs-poubelle, c'était mon passé que je voulais enfouir et faire disparaître, mais la plante m'a dit :
- *Ces sacs ne seront fermés que quand, toi aussi, tu seras dedans !*
Je devais disparaître avec. À côté de ces sacs-poubelle, ma fille me disait :
- *Je suis là, maman, je t'attends!*
Elle me regardait faire ce travail nécessaire, pour elle comme pour moi, et me disait qu'on se retrouverait après. Elle m'a permis de la voir, de la côtoyer dans ma maison, de sentir qu'elle avait purifié la maison. J'ai ressenti l'amour qui commençait à renaître en moi. La plante m'a amenée à considérer aussi mon mari. Elle me disait : - *Il t'a attendue presque toute sa vie, mais il est parti parce que tu n'es pas venue; d'une certaine façon, il t'attend en-*

core. La communication n'est pas coupée, mais difficile d'envisager cette reconstruction même si je reprends des dispositions dans mon cœur pour tout cela. À un moment donné aussi, en m'approchant de ma fille Cloé, j'ai eu le sentiment d'avoir dans la main une graine : j'ai ouvert ma main, j'ai vu cette graine, je l'ai posée dans la lumière, dans une immense fleur blanche très lumineuse, et cette graine, c'était en fait mon petit-fils qui était là, comme si Cloé avait posé cette graine dans ma main et voulait me faire reconsidérer mon petit-fils autrement, commencer à l'aimer aussi pour de vrai… Est-ce que ça va se mettre en route tout ça ? Je ne sais pas. Avec des prières peut-être, avec la poursuite de la prise de conscience. Jusqu'où va m'amener ce séjour au Pérou ?

Au début de la cérémonie, juste après la première série de chants, comme j'étais alors en connexion directe et très forte avec Ricardo depuis l'après-midi, je l'ai entendu vomir deux fois de suite. J'ai eu le sentiment qu'il vomissait pour moi ce que je n'étais pas capable de vomir moi-même…

On m'a appelée pour être chantée par Ricardo. Avant qu'il ne m'appelle, intérieurement, je l'appelais déjà, quand, enfin, mon tour est arrivé. Ricardo a mis un bout de temps à démarrer son chant qui me parlait. À un moment donné, j'ai entendu un chant sur la droite, c'était Alban qui chantait aussi un icaro. J'étais chantée à la fois par Ricardo et Alban… J'ai aussi réalisé, à ce moment-là, que mon désir d'aider les autres à tout moment était probablement une façon de compenser ce que je n'avais pas réussi à faire avec ma propre famille, il allait falloir trouver un équilibre dans tout ça. L'envol pour la lumière était reporté d'une ou deux séances, mais aujourd'hui je devais ouvrir mon cœur, développer plus d'amour envers ma propre famille, ce que je n'ai pas fait depuis quelques années…

Jeudi 8 août
Septième cérémonie

Cette cérémonie a commencé d'une façon particulière pour moi car j'avais décidé d'enregistrer la cérémonie sur mon smartphone… Quand je suis arrivée dans la maloca, j'ai pris ma dose medio normale d'Ayahuasca. La lumière s'est éteinte. Mon corps a commencé à chauffer, à trembler un peu, une fièvre s'emparait de moi … Ricardo allait commencer à chanter… alors j'ai allumé mon smartphone en pensant : Si j'attends trop, je ne serai plus en état de démarrer un enregistrement… Je me suis mise sous

ma couverture et ai commencé l'enregistrement. Les chants ont démarré assez vite ; l'Ayahuasca semblait agir sur moi plus fort que d'habitude à travers les chants. J'ai réalisé alors que j'étais plus en connexion avec le smartphone qu'avec la Madre. Le chant était très puissant et, finalement, ça devenait insoutenable d'avoir cet enregistrement à côté de moi. La plante ne me parlait pas, elle me chauffait, elle me cuisait, mais restait silencieuse or je préférais parler avec l'Ayahuasca plutôt que de faire cet enregistrement ! Alors j'ai décidé d'arrêter l'enregistrement, de poser le smartphone à côté de moi, mais mon esprit restait connecté au smartphone, même éteint, je ne me sentais pas fière de moi et ma conscience (ou la plante ?) m'a fait comprendre que, tant que le téléphone serait près de moi, je ne pourrais pas parler avec elle. Une voix m'a dit :
- *Mets ton téléphone dans ton sac et va mettre ton sac en dehors de la maloca...*
- *Eh oui...*
Je me suis levée assez vite, j'ai eu du mal à trouver la porte d'entrée de la maloca pourtant tout près de moi ; à tâtons, j'ai cherché dehors un endroit où poser mon sac puis je me suis recouchée sur mon matelas. J'avais l'impression que l'Ayahuasca me donnait une leçon :
- *Pourquoi t'es-tu dispersée ?*
J'avais un sentiment de culpabilité, Ricardo ne devait pas être content de moi. Je demandais à la plante de bien vouloir reprendre la connexion avec moi, de me parler comme les nuits précédentes. Elle m'a fait patienter, les chants ne cessaient pas. Ricardo opérait fort, Wiler l'accompagnait et je me suis dit : Là, je suis dans des énergies négatives de culpabilité or la plante veut nous emmener plus haut, elle veut nous donner des messages constructifs.
Alors la teneur du message a changé :
- *Quand tu fais des fautes, il faut les assumer, faire avec, en tirer des enseignements, rebondir, devenir meilleure...*
Je demandais pardon à la plante et à Ricardo... La plante me dit alors :
- *Oui, tu sais demander des petits pardons, mais il faut savoir aussi demander de grands pardons. Et les grands pardons, c'est avec ta famille ; il va falloir que tu ailles voir les différentes personnes de ta famille et leur faire une demande de grand pardon.*
- *Ok la plante...*
Ensuite, j'ai vu Dan revenir dans mes visions, assis à côté de moi dans la

maloca, comme un ami, un frère, un soutien pour partager ce que je recevais... Dans les messages, Ricardo et la plante me disaient notamment :
- Arrête de te cacher, d'amener plein de distractions, va droit au but, centre-toi. Si tu veux réussir dans la vie, dans tout, concentre-toi sur tes objectifs, ne te disperse pas, ne te mens pas et ne te cache pas pour repousser tes responsabilités, tes engagements. Avance, construis pas à pas, sinon tu ne réussiras pas...
Puis, Joe est venu nous chercher pour nous faire chanter par Wiler et Ricardo. Les chants ont été longs, très puissants ; ils semblaient travailler sur mon sentiment de culpabilité, sur le pardon que je devais aller chercher. Wiler m'a chantée d'une voix douce comme s'il voulait me réconforter. À côté, Ricardo chantait plus fort comme s'il m'adressait des reproches ; je remerciais Wiler de vouloir m'apaiser.
Confuse, je suis retournée à ma place. Lorsque les chants se sont terminés, il me semblait être tard dans la nuit ; en fait, il était à peine une heure du matin... Je me suis endormie. À mon réveil, il faisait jour et il n'y avait presque plus personne dans la maloca, comme d'habitude.

Vendredi 9 août 2013
Huitième cérémonie

Dans la maloca, j'ai pris l'Ayahuasca, la lumière s'est éteinte. Très rapidement, suite aux recommandations de Claudine, j'ai demandé à ma grand-mère maternelle de venir me rejoindre... Amatxi, je t'ai appelée. J'ai senti la présence d'Amatxi mais je n'ai pas vu son visage que, pourtant, je connais à travers les photos. Par contre, dans mes visions, j'ai vu ma maman amener ma grand-mère Amatxi. Étonnamment, elle était toute petite et quand je lui ai dit : Maman, je pense à toi, je souhaite voir Amatxi!, un grand coup de tonnerre m'a surpris au-dessus de la maloca. Elle était à peine capable de me parler de sa propre relation avec sa maman. Je me demandais pourquoi ; elle m'a souvent parlé de son père, mais très peu de sa mère, de ses goûts, de ce qui lui tenait à cœur... Forte de tout cela, il était temps pour moi de rentrer dans les fameux sacs-poubelles que j'avais identifiés à la sixième cérémonie. J'ai ressenti alors le besoin de me recouvrir totalement de mes deux couvertures. Pour moi, c'était le recouvrement, la fin d'une vie puisque je rentrais symboliquement dans mes sacs poubelles. Je n'y suis pas restée longtemps. Très vite, j'ai eu envie d'en ressortir. J'avais très chaud, je percevais une lumière, envie de renaître !

Sortie de là, j'ai ressenti une très forte chaleur dans mon corps, comme si j'avais le feu en moi. Cette sensation allait durer et s'intensifier comme une grosse boule de feu dans mon ventre dont je ne pouvais me défaire. Mon cœur, mon ventre chauffaient d'un feu infernal que je ne pouvais éteindre. Prostrée, je pleurais, je ne comprenais pas, je me suis assise, levée, couchée cette boule de feu était toujours là.

Au bout d'un moment, Joe est venu vers moi et m'a demandé d'essayer de me calmer, je ne pouvais pas, je répétais : Je brûle ! Je me voyais prendre feu comme un brasier au milieu de la maloca. Joe m'a demandé de venir face à Ricardo, j'ai eu très vite le sentiment que Ricardo ne pourrait pas éteindre le feu en moi. J'étais un volcan. Ricardo chantait, s'époumonait, toussait, arrêtait, reprenait, on m'a lancé de l'Agua de Florida, soufflé des fumées de mapacho. Alors le feu baissait un peu d'intensité, mais dès que les chants, l'Agua de Florida ou le mapacho s'arrêtaient, je ressentais le feu brûler de plus belle, je me disais : Mais d'où vient ce feu ? Au bout d'un moment, j'ai réalisé que ce feu était le feu de l'Amour. Dans mes visions, Dan était toujours présent, assis, pas très loin, d'un calme olympien, comme s'il patientait, il m'attendait. Autour de moi, on essayait d'éteindre le feu, on ne parvenait pas à l'éteindre. Dans mes visions, avec l'Ayahuasca, je me alors suis rendue compte que seul Dan pourrait éteindre ce feu de l'Ayahuasca. Dans mes visions, Dan m'attendait aux portes du Divin, il patientait et me disait :
- *Viens, viens, et ramène notre fils...*
C'était incroyable ! Je tendais les bras pour lui amener notre fils... Quel délire tout de même ! Et nous voilà de nouveau avec notre fils aux portes du Divin, nous y entrons et je vois une grande lumière blanche. Mon feu s'apaise et je dis :
- *Mais, où suis-je ? Où sommes-nous ?*
Cela ressemblait à la lumière Divine. Dans mes visions, nous y restions un peu, puis je ressortais, je n'arrivais pas à y rester. Quand je ressortais, le feu recommençait et je revoyais Dan, m'attendant pour entrer de nouveau, me demandant de revenir avec notre fils ; ainsi, à trois reprises. On avait tant fait pour me calmer, pour souffler, éteindre le feu que j'ai accepté d'aller me recoucher, rien n'était résolu mais au moins je savais d'où venait ce feu. Je me suis levée, j'ai pris mon seau, et là j'ai attendu qu'une personne vienne me ramener à mon matelas mais personne n'est venu ; je ne comprenais pas. J'ai réalisé alors que le matelas qui touchait mon pied n'était

pas le matelas devant Ricardo mais mon propre matelas, avec mes couvertures. J'étais en fait restée à ma place, sur mon matelas, je ne savais vraiment plus où j'étais ! Alors je me suis couchée en tâchant de m'apaiser…
À cette seconde là, de petites lumières se sont allumées, une flûte de pan a commencé à jouer dans la maloca, et des bavardages ont commencé, comme si c'était la fin de la cérémonie parce que j'avais enfin accepté de me calmer et de me coucher. Les diètes avaient été fermées pour nous tous, c'était la fin de la dernière cérémonie. Nous avons reçu quelques consignes notamment pas d'alcool pendant quinze jours avant de reprendre progressivement une alimentation normale…

Retour d'expérience quatre mois après

En cette fin d'année 2013, à l'heure du bilan, cette expérience vécue au Pérou est sans nul doute l'événement le plus marquant de l'année. Il ne se passe pas une journée sans que je ne repense à ce que nous avons vécu au Pérou : surtout l'énergie ressentie dans cette forêt amazonienne, toujours présente en moi, la conviction que de nouvelles connections sont possibles avec la nature, avec les personnes autour de nous (surtout celles que l'on aime) si l'on sait écouter et se connecter, je crois en de nouvelles forces positives à utiliser à bon escient.
Je garde également présentes à l'esprit la force et la qualité possible d'un partage entre personnes, même si elles se connaissent peu, tant qu'elles ont un projet de recherche en commun. Dans mon quotidien, je ressens surtout une plus grande sérénité dans ma relation avec les personnes, notamment celles qui ont été les plus présentes dans mes visions lors des cérémonies. Je prends plus facilement du recul par rapport aux détails matériels et reste plus sereine même si j'ignore comment certaines situations vont se dénouer.
Je réalise que cette expérience fait partie d'un cheminement et qu'elle se poursuivra, il y a tant à découvrir pour s'améliorer, pour son développement personnel et spirituel, pour prendre soin de soi, de ceux qui nous entourent et du monde en général.
Je me ressens investie d'une mission pour apporter plus de paix dans ce monde où les gens souffrent, ne savent parfois pas comment s'aimer les uns les autres parce qu'ils ne s'aiment pas assez eux-mêmes … Cette expérience m'a finalement fait ressentir plus d'amour pour mon prochain !

Perception de cette expérience, un an et demi après...

Cette expérience vécue il y a dix-huit mois au Pérou est sans nul doute l'événement le plus marquant de ma vie. En fait, ce qui m'a surpris dans cette expérience, ce fut le dialogue instauré d'entrée de jeu avec la plante Ayahuasca pour m'amener à reconsidérer des étapes de ma vie que j'avais choisi d'enfouir comme la relation avec mes enfants, différents membres de ma famille proche, mais aussi le fait de savoir donner, demander pardon et, surtout, accepter les cadeaux de l'univers.

Lorsque je demandais à devenir un être de lumière, le message reçu fut qu'il y avait des préalables et des conditions à remplir. Dans mes visions et le travail effectué durant les cérémonies, j'acceptais d'une certaine façon de me plier à ces conditions et, lors de deux cérémonies, je me suis sentie directement en connexion avec le Divin, aux portes du Divin, assise à la table des Dieux, je ressentais la force de la Famille Divine... Mes intentions, en arrivant, étaient d'y voir plus clair pour la direction à prendre dans ma vie. Des réponses m'ont été données en faisant une rétrospective dans le passé, comme une sorte de psychanalyse que je n'aurais pas envisagé d'entamer en France. Là, avec les chamanes, je me sentais en sécurité et les échanges entre les cérémonies nous préparaient pour que les cérémonies suivantes soient encore plus constructives...

Aujourd'hui, mon rythme de vie fait que je ne me sens plus directement connectée à la plante mais, régulièrement, je ressens cette force comme une vibration, parfois perceptible par mon entourage, à travers ma foi en la vie ou mon rayonnement dans l'amour que je partage. Un jour où je marchais dehors, des chants sont sortis de moi, une voix que je ne me connaissais pas, qui me rappelait singulièrement les icaros de Wiler et Ricardo... J'écoutais ces chants durant de longues minutes, j'avais le sentiment qu'ils sortaient de moi mais étaient extérieurs à moi, ils étaient beaux et me ramenaient au sein de la maloca. Un appel à revenir ? Oui, c'est avec plaisir que j'y reviendrai pour poursuivre cette première expérience qui, j'en suis sûre, permet de se découvrir soi-même plus encore, au plus profond de notre être, avec pertinence et lucidité, grâce à l'Esprit des plantes maîtresses avec lequel les chamanes partagent la connaissance et le secret.

Sylvie

55 ans, Restauratrice. Praticienne Reiki.

Intentions :
- Me détacher des mémoires cellulaires car cela m'entrave.
- Me libérer professionnellement et changer de perspective.
- Développer mon intuition.
- Favoriser l'ouverture du cœur.

Plante à diéter prescrite par Ricardo :
Pignon Blanco

CARNET DE CÉRÉMONIES

Lundi 29 juillet
Première cérémonie

Il est 19h30 et nous nous installons dans la maloca où un matelas est disponible pour chacun. Je n'ai pas peur et suis confiante. Nous nous levons un à un pour boire une dose d'Ayahuasca. Je me concentre sur mes intentions et je bois ce liquide indescriptible. Il est marron, amer, terreux, huileux bref, infect. Quelle horreur ! Nous ne pouvons rien boire d'autre... Je regagne mon matelas et attends moins d'une demi-heure pour commencer à avoir des visions de figures géométriques très colorées, flashy et splendides. En même temps, je me sens très mal. Je ne sens plus mes jambes et je regrette d'être là. Je veux m'en aller. Je crois que je vais vomir. J'ai le seau entre mes jambes, j'ai envie de mourir. D'ailleurs, je crois mourir et je me jure de ne plus jamais recommencer. Je demande à la plante d'en finir. Je me sens tellement mal que je rejette mes visions. Puis j'ouvre mes yeux et je sens tous mes sens en éveil. Je vois un peu dans l'obscurité, à travers la moustiquaire de la maloca. Je sens le tabac que prennent les chamanes, j'entends le son des insectes, des animaux, tous les bruits de la nature, même lointains.
Je me concentre toujours sur mes intentions puis je constate que j'ai des défauts. Je les balaye puis je me mets à aimer chaque être d'un amour in-

conditionnel ; j'aime toute personne, la Terre, la planète. Les chamanes chantent depuis un moment maintenant. Je ne saurais dire depuis combien de temps car je n'en ai pas la notion. Je suis mal.

Puis, Alban vient me chercher, pour être chantée individuellement. Curieusement, je parviens à me lever. Je ne pensais pas y arriver tellement je ne sentais plus mes jambes. Je vais un peu mieux puis je retourne à ma place. J'aimerais dormir... en vain. À 5 heures, je regagne ma chambre difficilement et tente de dormir sans y parvenir. Je fais le bilan de la cérémonie qui vient de s'achever... J'ai souffert comme si les muscles de mes membres étaient tiraillés de tous les côtés, ma tête est compressée comme dans un étau. Je crois que je vais arrêter... J'ai trop souffert et ne suis plus moi-même.

Mardi 30 juillet
Au petit matin, je prends mon petit déjeuner avec les autres membres du groupe, nous débriefons entre nous. Je m'aperçois alors que je suis la seule à avoir ressenti de fortes douleurs physiques. Je regagne ma chambre et je dors environ une heure. À 15h, nous avons un débriefing avec les chamanes. Ils m'accordent pour la cérémonie de ce soir une dose moins importante : ouf !!!! Nous nous retrouvons une heure plus tard à la maison de médecine, je prends ma plante de diète, le pignon blanco et je regagne ma chambre pour aller me reposer avant la cérémonie du soir. Je suis inquiète.

Deuxième cérémonie

Il est 19h30 lorsque nous pénétrons dans la maloca. La cérémonie de la veille était une cérémonie d'ouverture de diète, celle de ce soir porte sur nos intentions. Je prends place et je suis appelée pour boire ma dose : plus petite que la veille, en suivant les préconisations de Ricardo. Environ une demi-heure plus tard, je sens que mes membres de nouveau s'engourdissent puis les visions apparaissent avec des couleurs moins vives que la veille, plus pâles. Je vois un oiseau, des fleurs, une tête d'homme. J'entends chanter des oiseaux qui semblent se trouver dans un jardin. La vision est apaisante, mais, en même temps, je vis très mal cette situation. Mon corps est engourdi, tiraillé, ma tête est prise dans un étau. C'est très violent, trop violent. Je ne cesse de me dire que je souhaite partir pour ne plus recommencer. Je demande à la plante à mourir... Voyant que je suis en vie, je lui demande d'abréger mes souffrances. C'est trop ! Mon corps souffre trop et j'ai beaucoup de mal à me concentrer sur les images. Je m'adresse de nouveau à la plante, je lui renouvelle mes intentions et lui demande de me donner un message, mais rien... rien que de la souffrance. Je suis très mal, je n'arrive plus à parler. Je suis appelée pour être chantée. Ce chant m'apaise puis, la souffrance revient, je souffre encore et toujours. Par la suite, je regagne ma chambre en titubant, il est 2 heures du matin.

Mercredi 31 juillet
9 heures du matin. Débriefing avec les curanderos dans la maloca.
Chacun de nous relate son vécu de la nuit et lorsque vient mon tour, Ricardo me dit que la plante s'est logée dans ma tête. Au vu de ma souffrance, il me réduit encore la dose pour la prochaine cérémonie. Soulagement. Ce soir, nous n'avons pas de cérémonie et nous prenons un repas bien mérité.

Jeudi 1er août
Troisième cérémonie

Comme à l'accoutumée, je prends place dans la maloca, sur mon matelas. Je n'ai pas d'appréhension à ce moment précis. Et j'ai confiance, car je sais que l'on devrait diminuer encore ma dose sensiblement. Vient mon tour, je me lève pour recevoir mon breuvage. Wiler m'en verse peu et cela me convient bien. Je me concentre et je bois d'un trait puis retourne sur mon matelas. Ce liquide terreux me laisse un sale goût dans la bouche, c'est toujours aussi infect. Jamais je ne m'y habituerai. Je m'installe en restant assise bien droite, à l'aide de mes oreillers comme cela nous a été conseillé. Je ressens très rapidement les effets de l'Ayahuasca dans mon ventre. Je l'ai sentie très fort dans mes bras, le thorax et, surtout, dans la tête. Comme les fois précédentes, ma tête est compressée, mais cette douleur est supportable et, finalement, bien moindre que la sensation des deux cérémonies précédentes. Cela me convient. J'attends, je renouvelle mes intentions à la plante. Je me concentre bien et j'accueille. Mon esprit est présent et ne s'égare pas, car je suis beaucoup moins dans la souffrance. Mais les visions ne sont pas là et Marie-Pierre, qui gémit sans cesse, me perturbe. Puis s'ensuivent des allées et venues vers elle, ce qui me perturbe d'autant plus et freine ma concentration. Je suis attristée pour elle et je l'entends pleurer.

Je suis très déstabilisée, très perturbée et je lâche... tant ma voisine est mal. Je n'aurai pas trop de sensations, la cérémonie est ratée pour moi, trop d'agitation sur ma gauche. Contrairement aux fois précédentes, je m'endors, je suis en manque de sommeil et je regagne ma chambre, il est 2h30.

Vendredi 2 août
Quatrième cérémonie

Même scénario. Il est 19h30 et je prends place avec les autres membres du groupe dans la maloca. Je suis toujours angoissée, mais modérément, car j'ai l'intention d'en prendre peu, aujourd'hui. On appelle Marie-Pierre pour venir prendre l'Ayahuasca... c'est la seule qui soit toujours heureuse d'absorber cette infecte potion. Puis vient mon tour, Wiler me montre une petite dose, la même que la veille. Je regarde Alban d'un air interrogateur, mais il ne prend pas la parole. Je fais alors signe à Wiler d'en rajouter une petite goutte de plus. Je bois, mais je prends peur et laisse le fond du verre. Je suis angoissée, ça commence... Le goût est de plus en plus terrible.

Je retourne à ma place et, pas plus de dix minutes plus tard, je sens la plante pénétrer dans mon corps. À ce moment-là, je suis encore bien, je renouvelle mes intentions à la plante comme à chaque cérémonie. Puis, je ressens des sensations très rapidement, ma tête, comme les autres fois, est prise dans un étau. La plante arrive par le haut de mon corps. Mes membres me tiraillent... c'est comme si on m'arrachait mes muscles d'un côté et de l'autre. Horrible... je souffre de plus en plus. Ce qui est paradoxal, c'est que je sens mes muscles me tirailler et, en même temps, j'ai les membres en compote et je sais que je n'aurai pas la force de marcher. Je suis mal. Je suis très mal. J'ai des visions, mais j'ai du mal à distinguer car je n'arrive pas à me centrer. Je vais de plus en plus mal ; je demande à la plante à mourir tellement je souffre. Je n'ai plus envie de vivre, je n'en peux plus. Puis, je m'adresse tant bien que mal à la plante et je lui dis ceci :
- *Puisque tu ne veux pas que je meure, abrège mes souffrances, s'il te plaît.*
La plante est en moi, mais elle ne m'écoute pas. Je vis la plus grande souffrance de toutes les cérémonies. Nous sommes appelés un par un pour être chantés et, par chance, ils décident de commencer de l'autre côté... Ouf ! J'ai un peu de répit. Je sais que je ne peux pas marcher. J'ai toujours

beaucoup de mal à me concentrer sur les visions. Comme toujours, je suis dans un jardin, tout est paisible... je vois un arbre, des fleurs, des oiseaux. Tout cet univers semble calme et très apaisé, mais je suis très mal et il est toujours très compliqué de me concentrer. Puis, je vois un cercueil avec des bougies autour et rien d'autre. Je sais que c'est moi qui suis dedans. Alors je prends le cercueil, je le mets dans un sac et le jette dans le fleuve. Cette scène se reproduira trois fois de suite. Après avoir jeté ce cercueil, je ressens une renaissance pour moi. Le cercueil ne m'impressionne pas. Puis vient mon tour d'être chantée. Je prends mon seau (je n'ai toujours pas vomi à ce jour).

Ce soir, je suis chantée par Ricardo, ses chants m'apaisent et je regagne ma place. Je me remets doucement, c'est très difficile. J'ai envie d'aller aux toilettes, j'ai du mal à me lever et je demande à la plante de m'agrandir la vessie. Plus tard, j'arrive péniblement à me lever. À 1h30, c'est la fin de la cérémonie et je suis encore très mal. Je regagne ma chambre tout en titubant... il doit être 2h ou 2h30 du matin.

Lundi 5 août.
Cinquième cérémonie

Il est 19h. Je me prépare pour la première cérémonie de la semaine après un bon week-end de repos. Plus l'heure approche et plus je me sens angoissée. J'ai cette envie d'en finir qui est, de plus en plus, présente en moi. Je tente de vaincre ma peur mais je n'y arrive pas. J'enfile mes habits blancs, je rentre dans la maloca et je prends place. J'avale un peu de cette préparation au goût terreux et infect. Je ne bois pas le fond du verre, j'ai peur. Je m'allonge, ma tête se compresse très rapidement puis mon ventre travaille aussi beaucoup et il en sera ainsi jusqu'à la fin de la cérémonie. Je sens encore mes membres comme tiraillés.
La différence avec les autres cérémonies, c'est que les douleurs sont très supportables. Je souffre aussi, mais je suis en mesure de supporter. Je n'ai toujours pas de visions. Je suis appelée pour être chantée et je tiens bien sur mes deux jambes. Le chant m'apaise et la cérémonie est plus limpide. Je ne vomis toujours pas. Je parviens à aller aux toilettes puis je regagne ma place et je m'endors. Je n'ai pas vu la fin de la cérémonie. Je me réveille avec le lever du jour, il est 5h45.

Mardi 6 août
Sixième cérémonie

Il est 19h30. J'ai encore l'angoisse de la cérémonie qui arrive, même si, globalement, il y a du mieux car je souffre moins. Alexia et moi sommes angoissées, nous avons toujours peur et il est très difficile de la vaincre. Je prends place, je bois la même quantité et je laisse le fond. Je n'arrive pas à boire davantage... le liquide est horrible au goût et j'ai de plus en plus de mal à l'avaler. J'ai toujours la tête prise dans un étau, mon ventre gargouille un peu, mais tout reste supportable au niveau physique. J'ai des visions moins claires et moins colorées qu'au début et qui ne me lâchent pas. Par contre, j'ai beaucoup d'ivresse, ce qui m'empêche de me centrer.
Alban vient me chercher pour être chantée par Wiler. J'ai beaucoup de mal à me déplacer. Le chant m'apaise. Je ne vomis toujours pas. Je regagne ma place puis j'entends la plante pour la première fois me délivrer un message. Elle me dit :
- *Connecte-toi à la Nature.*
Cela confirme les visions de jardins que j'avais eues la semaine précédente. Je compte bien lui obéir, comprenant que c'est très juste. Épuisée, je m'allonge et je m'endors jusqu'à 4h30. J'ai encore raté la fin de la cérémonie.

Jeudi 8 août
Septième cérémonie

19h15. Je tente d'être moins stressée en pensant à la cérémonie qui arrive. J'ai peut-être un peu moins d'angoisse. Je prends place sur mon matelas... je ne pense qu'à une chose : en finir... Vient mon tour, je bois en laissant toujours le fond du verre. Je rejoins mon matelas en me serrant la bouche pour ne pas vomir. Chaque jour qui passe, je trouve le liquide de plus en plus difficile à avaler. Je me rince la bouche avec de l'eau et même du dentifrice puis je me dis que c'est la dernière fois. Je suis vraiment dans l'impossibilité de continuer tellement ce liquide me répugne. C'en est trop ! C'est décidé ! C'est pour moi la dernière. Je veux bien assister mais ne plus boire (en fait, ce sera vraiment la dernière cérémonie, mais pour d'autres raisons)...
Je me centre et je m'adresse comme chaque soir à la plante. Je ne sens rien venir, je ressens juste une légère pression dans la tête, mais cela n'a

absolument rien à voir avec ce que j'ai déjà vécu. Le temps passe, toujours rien. J'en viens à me demander si j'en ai pris assez, pourtant, j'ai bien l'impression d'avoir reçu la même quantité que d'habitude. Puis les chants commencent. Habituellement, à ce moment précis, je suis déjà au plus profond de mes ressentis et de ma douleur et je suis dans l'impossibilité de les apprécier. Pour la première fois, j'entends les chants et je suis dans une très grande lucidité. Quelques temps plus tard, je ne saurais dire combien, car dans la maloca le temps semble s'arrêter, l'Ayahuasca se loge au plus profond de ma tête. Elle la serre comme dans un étau, elle lui donne des coups, mon ventre aussi est agressé, mais dans une moindre mesure. La douleur est pénétrante et l'ivresse aussi. Une ivresse, comme je n'en ai jamais eue jusqu'à maintenant, s'empare de moi et m'inhibe. Je ne peux pas me centrer. Je me sens mal, très mal.

Les chants de Ricardo m'exaspèrent et je préfère ceux de Wiler plus doux. Je suis chantée par Wiler et, Françoise, à mes côtés, est chantée par Ricardo dont les chants couvrent ceux de Wiler. J'ai hâte d'en finir. Je retourne à ma place. Je suis très mal et je le serai encore longtemps. Je n'ai pas de vision, je n'ai pas vomi. Lorsque la cérémonie se termine, je suis encore dans l'ivresse. Je décide tout de même de regagner ma chambre, ce que je fais en titubant et en tombant. J'ai beaucoup de mal à trouver le sommeil. Je dormirai trois heures. Mon réveil est très difficile, je décide de rester au lit et de sauter le petit-déjeuner. Je suis très fatiguée et je le serai toute la journée.

Vendredi 9 août
Huitième cérémonie

Lorsque je me réveille le matin, j'ai la surprise de constater que j'ai mes règles. C'est Françoise qui me les a provoquées en faisant un soin énergétique la veille. En fait, ça m'arrange!

Je suis soulagée car je sais que les femmes qui ont leurs règles ne peuvent entrer dans la maloca. J'espère, malgré tout, pouvoir assister à la cérémonie sans boire d'Ayahuasca, car c'est le jour de fermeture de la diète. Ricardo s'y oppose et ce sera pour moi une soirée de repos. Le lendemain, pendant le débriefing, Ricardo me fermera la diète avec le tabac.

Retour d'expérience 4 mois après

Quelques mois sont donc passés depuis notre retour et la vie a repris son cours normal! Lorsque je suis rentrée, j'ai réintégré la civilisation avec douceur en continuant plus ou moins le régime qui nous avait été imposé et en ayant pris la résolution de manger plus sainement, plutôt végétarien et bio. J'ai banni la viande de porc comme les chamanes nous l'ont recommandé et pour suivre les conseils de la Madre, je passe davantage de temps avec la Nature, dans la mesure du possible.

Pendant les cérémonies, j'avais fais plusieurs demandes à la plante, en particulier :
• D'une part, me libérer de mes mémoires cellulaires familiales et collectives, de rendre à mes ancêtres ce qui fut leur vie, afin de vivre complètement la mienne, de la façon la plus harmonieuse et heureuse qu'il soit. J'étais certaine d'être bloquée dans ma vie à cause de ces mémoires qui m'empêchaient d'avancer et de me réaliser pleinement (Mes ancêtres ayant subi, entre autres, la misère, le manque d'argent, la souffrance et les pillages, etc.). Cette demande a été d'assez courte durée et, très vite, je l'ai abandonnée à l'issue de la première semaine pensant qu'elle était à l'origine de mes souffrances au cours des cérémonies. Aujourd'hui, j'ai la sensation que la plante a fait un grand nettoyage ; certes, le travail n'est pas terminé, mais je continue en travaillant avec d'autres méthodes. Ce qui est certain, c'est que la plante m'a fait gagner beaucoup de temps, même si je ne saurais évaluer combien exactement.
• D'autre part, la seconde demande importante était de demander à la plante de me libérer de ma profession actuelle et de me diriger vers une profession future. Aujourd'hui, j'ai toujours la même profession, cependant, tout vient confirmer qu'un arrêt de mon activité se dessine dans un futur proche. Je commence aussi à envisager l'après : ayant un intérêt marqué pour l'accompagnement thérapeutique avec les énergies prâniques, cela a favorisé mon inscription à quelques formations portant sur ce thème.

Donc, en résumé, tout n'est pas réglé mais tout tend tranquillement à l'être. Mes demandes ont été entendues et les résultats se profilent doucement. Je suis envahie par une grande sérénité et un lâcher-prise général, notamment concernant mon futur.

Perception de cette expérience, un an et demi après...

Globalement, ce que je peux dire c'est qu'en rentrant en contact avec l'Esprit de la plante, on peut tout lui demander. Beaucoup viennent se faire soigner par l'Ayahuasca et ils ont raison car cette médecine est un puissant accélérateur de guérison, qui va bien au-delà de la médecine allopathique. Cependant, cette médecine est destinée à un public averti. Il est important de bien se documenter avant le départ et de porter une attention toute particulière sur le choix du centre qui vous accueille et des chamanes qui travaillent avec les plantes. Celles-ci ont un pouvoir de guérison dont on ne peut imaginer les bienfaits tant que l'on n'y est pas confronté, à condition que les cérémonies soient correctement dirigées par un chamane expérimenté et d'être bien encadré. Plusieurs séjours peuvent s'avérer nécessaires pour guérir, compte tenu de l'état de santé puisque le travail est un nettoyage.

C'est pour cette raison que je recommande cette médecine à toute personne désireuse de guérir ou tout simplement pour une meilleure connaissance d'elle-même. Pour ma part, même si mon expérience a été globalement positive, je ne réitérerai pas l'aventure à cause des souffrances que j'ai endurées au début de mon séjour.

INFORMATIONS
concernant les plantes-maîtresses et les diètes transmises par Ricardo Amaringo

Transmission d'informations sur l'Ayahuasca

" L'Ayahuasca est une liane qui croît et se développe dans la forêt en s'appuyant sur n'importe quel arbre. C'est une pure panacée universelle qui soigne et guérit toutes les maladies, les traumatismes psychiques, le système immunitaire, le système sanguin, les intestins, la vessie, les poumons... tous les organes. Elle agit à tous les niveaux et sur tous les plans. Elle provoque une certaine ivresse en fonction de la quantité absorbée.

La Chacruna est un arbuste ; il est mélangé à l'Ayahuasca pour préparer le breuvage que vous ingérez lors des cérémonies. C'est elle qui permet la vision et qui est à l'origine de toutes les formes géométriques que vous pouvez observer. Beaucoup de gens, dans de nombreux pays, ne croient pas aux vertus de l'Ayahuasca.

Ce sont les mêmes personnes qui utilisent les médicaments issus de l'industrie pharmaceutique. Si les personnes étaient amenées en grand nombre à connaître les qualités de cette plante, ce serait la fin du système pharmaceutique et des médicaments allopathiques. Il y a de plus en plus de gens qui entendent parler de l'Ayahuasca et qui sont attirés par sa découverte, ils veulent voir si elle a réellement les vertus qu'on lui prête. Certains croient que c'est une drogue, mais les chamanes et curanderos sont en pleine forme après 50 ans de chamanisme et d'ingestion de l'Ayahuasca ; cela ne serait pas le cas si c'était une drogue, ils ne seraient pas en aussi belle forme.

Lorsqu'ils préparent le breuvage, beaucoup de curanderos y rajoutent du Toé, du Chiri Sanango, de l'Agua de Florida, et d'autres plantes encore... ici, à Nihué Rao, c'est une pure médecine où il n'y a que de l'Ayahuasca et de la Chacruna. Je ne bois jamais ces autres produits préparés par ces chamanes, car je considère qu'ils sont toxiques voire dangereux. Ce genre de mélange fait crier, hurler, courir les personnes qui le prennent sans être préparés. Celui qui prend de l'Ayahuasca, ça le soigne... de la racine des cheveux au bout des mains et au bout des pieds. Cette plante nous montre trois points importants qu'on doit savoir :

1/ Elle nous montre notre vie de notre naissance jusqu'à notre vie actuelle.
2/ Que de notre vie viennent nos peurs.
3/ Et que des peurs, elle nous fait prendre conscience des parts d'obscurité

qu'il y a dans le monde. La part d'ombre est liée à toute la violence, les conflits entre les pays, les guerres successives qui ont eu lieu comme, par exemple, la seconde guerre mondiale.

Vous devez boire l'Ayahuasca en toute confiance, car c'est une pure médecine. Il est important que vous n'ayez pas de doute, car l'Esprit de la plante le saura, l'entendra et elle ne s'ouvrira pas comme elle pourrait le faire. Elle a besoin de votre pleine confiance. Il est important de la savourer, et également, de ne pas être dans un esprit de colère. Il est également important de se centrer après avoir bu de l'Ayahuasca. Les pensées qui vous traversent ne vous appartiennent pas, elles appartiennent souvent à des esprits à qui ça ne fait pas plaisir de vous voir vous soigner. Quand vient ce genre d'idées : qu'est-ce que je fais là, pourquoi je suis là, etc., il vous faut chasser ces pensées, ce sont des pollutions. Si vous en êtes assailli, il faut les mettre absolument de côté.

Si vous souffrez d'un traumatisme, il faut se connecter à ce trauma, chercher ses racines et les remettre à la Lumière, à Dieu. Il faut suivre ses intentions, ses objectifs de départ. Il faut se centrer sur ce qui nous affecte. Quelques questions ?

(Claudine) *Considérez-vous que l'Ayahuasca puisse rester à l'intérieur de notre corps définitivement une fois ingérée, faire corps avec nous, en quelque sorte ?*
Celui qui boit l'Ayahuasca va perdre le vecteur, le liquide. Il va l'évacuer dès le lendemain. En revanche, son Esprit sera toujours connecté.

(Claudine) *Comment prendre contact avec l'Esprit de l'Ayahuasca, une fois rentrés chez nous ?*
Vous êtes déjà connectés et, par la diète que vous faites, vous maintenez la connection. Plus personne ne pourra vous l'enlever sauf si vous buvez de l'alcool ou mangez de la viande, de la viande de porc.

(Jean) *Comment les chamanes ont-ils découvert les propriétés de la plante ?*
Ils l'ont découvert par la diète. C'est par le moyen de la diète qu'ils ont reçu le message des Esprits de mélanger l'Ayahuasca et la Chacruna. Les plantes leur ont montré quelle plante ou quelle pierre prendre. Ce ne sont pas les Incas qui ont transmis ces connaissances, c'est beaucoup plus récent. Eux, avaient la coca. Non, cela a été transmis par les messages des esprits-guides.

(Marie-Pierre) *Comment se centrer quand on est sous ivresse ?*
Il ne faut pas rester couché, mais, au contraire, être assis pour rester centré. Il faut boire et s'allonger en attendant que les effets arrivent ; il faut se redresser ensuite et s'asseoir bien droit, se centrer pour que l'Ayahuasca monte et que les effets s'amplifient. Si des mauvaises pensées arrivent, il faut les observer jusqu'à ce qu'elles passent complètement. Donc, rester couché au début et très vite se redresser, rester bien droit et ne pas se laisser submerger par les effets intenses de l'Ayahuasca. Il ne faut pas se laisser dominer pour pouvoir atteindre les objectifs que nous nous sommes fixés. Une fois, qu'on est arrivé au point de centration, là, on peut s'allonger et observer. Il n'y a pas que vous qui vivez des mauvais moments, nous aussi, curanderos, nous les avons.

Alban précise : *"Nous sommes aussi acteurs, avec notre rôle à jouer. C'est notre concentration qui va déterminer le niveau de notre expérience. L'Ayahuasca ne demande qu'à s'élever avec votre esprit. Il y a des énergies antagonistes, celles qui cherchent à vous submerger et puis il y a celles qui vous élèvent."*

Ricardo reprend : *"*Quand quelqu'un est très mareado, il ne peut pas se concentrer. Même pour nous, si nous prenons une dose excessive, nous devons attendre que le niveau de l'Ayahuasca descende pour pouvoir chanter les icaros... Il y a des personnes au corps plus fragile que d'autres ; pour certains, boire une petite quantité peut donner une bonne ivresse. Les corps plus forts ont besoin de doses plus conséquentes. Certains auront besoin de boire l'Ayahuasca une deuxième fois pour pouvoir aller là où ils veulent aller. Certaines personnes peuvent être ivres en posant un peu d'Ayahuasca sur le front et dans la paume des mains, mais cela demande que la personne soit pure. L'Ayahuasca est préparée sur le feu et elle est du feu à 100%. C'est normal d'avoir chaud et c'est normal d'avoir des frissons. Durant l'ivresse, la maeracion, l'Ayahuasca se voit jaune. On reviendra sur le sujet des plantes maîtresses et des diètes lundi.

Transmission d'informations sur les plantes-maîtresses

"Les plantes-maîtresses nous aident pour faire le curandérisme. Elles ont leur Esprit qui nous enseignent les vertus des plantes médicinales. Ici, nous avons deux-cent-quatre-vingt plantes reconnues et nous utilisons de celles-ci seulement les plus utiles. Nous allons en voir quelques unes :

- **Nihue Rao** : c'est une plante cosmique de la culture shipibo. La personne qui diète cette plante le fait pour devenir curandero ou chamane. Elle n'est pas pour guérir. Nihue signifie "Air" et Rao signifie "médecine". Pour diéter cette plante, une année est nécessaire pour recevoir les enseignements.
- **Pignon Blanco** : c'est une très bonne plante de pure lumière. Il n'y a aucune chitana (obscurité) dans cette plante. Elle a l'esprit féminin et masculin. Elle nous enseigne la médecine ; elle soigne les céphalées, les infections. Si on a un problème de prostate, de vessie, de descente d'organes, on peut se soigner avec le Pignon blanco. Cette plante nous ouvre le chemin du cœur et celui de l'Esprit. On peut le diéter six mois ou même une année.
- **Pignon colorado** : c'est une plante-maîtresse qui peut servir pour guérir le système nerveux, le système sanguin. Un bain de tête avec le Pignon Colorado permet de guérir aussi les céphalées. Sa résine sert à cicatriser des plaies. La diète de cette plante s'effectue également sur six mois ou un an.
- **Chiri Sanango** : sa diète est très stricte. Son esprit est masculin et féminin ; elle sert à guérir, mais elle enseigne beaucoup de choses pour être également curandero. Elle donne une très belle et très bonne énergie.
- **Boahuasca** : c'est une plante qui grandit sur les bords des affluents de l'Amazone ; elle ne grandit pas en hauteur, mais horizontalement, le long de la rivière. Elle a aussi un esprit masculin et féminin. Elle soigne tous les types de cancer (vessie, vésicule, poumons, utérus, etc.). C'est une très bonne plante. On l'utilise en la bouillant longtemps, car elle doit être très concentrée. On la consomme trois fois par jour. Avec sa fleur, on travaille sur le Sida. On prend un demi kilo de cette fleur là, on les écrase bien et on la boit trois fois par jour.
- **Azucena** : C'est une plante maîtresse qui sert à purger l'estomac et le gros intestin de leurs toxines, graisses, sucres, etc.
- **Ojé** : cette plante fait quarante centimètres de diamètre, quarante à soixante mètres de hauteur. De sa liane, on retire le lait et on le diète pour

devenir curandero. C'est bon pour soigner les vices (drogues, marijuana, cocaïne et toutes les addictions). Cette plante contient un peu de chitana mais qui est très facile à nettoyer. C'est une plante très lumineuse.

• **Tohé** : On utilise cette plante en cataplasme pour des douleurs musculaires et des inflammations des articulations. On peut soigner toute une variété de maladies avec ce cataplasme. Le Tohé a beaucoup de chitanas mais on la nettoie avec l'Ayahuasca pour qu'il n'y ait plus que la médecine. Cette plante médicinale sert aussi à faire le chemin du curanderisme.

• **Suelda con Suelda** : Cette plante grandit sur un citronnier ou sur un oranger. Elle sert à l'enseignement des ostéopathes, des masseurs. Elle est bénéfique pour tous ceux qui ont été torturés, qui ont eu des accidents. On peut l'apprendre en la diétant durant six mois.

• **L'Ayahuma** : cette plante a beaucoup de chitanas. On la nettoie et elle devient pure médecine. Elle enseigne à chanter les icaros très vite. On la diète pendant un an. Si quelqu'un ne se nettoie pas suffisamment des chitanas, elle en sera remplie et lorsqu'elle va chanter les personnes, elle va remplir les personnes d'obscurité. Au fur et à mesure que la diète de l'apprenti curandero avance, je nettoie les chitanas, plus il avancera, plus j'avancerai en profondeur et je me relierai avec les Esprits de la Nature. L'Esprit des plantes maîtresses est avec nous quand on diète. Pour que l'apprenti puisse chanter l'icaro, il lui faut diéter la plante, c'est seulement comme ça que l'icaro devient médecine, sinon ça ne fait rien.

• **L'Ayahuasca** : cette plante a très peu de chitanas. Son esprit est celui de l'Anaconda. Une personne qui veut diéter l'Ayahuasca le fait de six mois à un an pour établir une profonde connection avec La Madre afin de pouvoir aider les gens qui en ont besoin. On a les visions bien claires quand on diète l'Ayahuasca. On voit aussi clair que la réalité quand on est bien connecté. On associe toujours la Chacruna à l'Ayahuasca car l'une sans l'autre, ce n'est pas bon. L'une donne l'ivresse (maeracion) et l'autre la vision. On a besoin des deux, elles vont de pair. Elles sont amies et sont cuisinées ensemble.

Quelques questions des membres du groupe :

• *Existe-t-il une plante pour apporter un traitement à la narcolepsie ?*
Oui, la Boahuasca. Pour se soigner, il est nécessaire de diéter cette plante pendant trois mois au centre.

• *Et pour le diabète de type 2 ?*
Nous sommes en train d'expérimenter une liane, un bois de cèdre...

• *Y-a-t'il des plantes spécialisées dans les problèmes psychologiques ?*
Oui c'est l'Ayahuasca... elle travaille sur le mental, le psychique et aussi le corps physique.

• *Diriez-vous que les plantes sont des Êtres ?*
Oui, les Esprit des plantes sont ceux avec lesquels nous nous sommes connectés. On peut recevoir plusieurs Esprits. L'Esprit de la plante descend quand tu la diètes mais pendant les cérémonies, ils apparaissent. Ils sont comme nous, ce sont vraiment des Êtres. Dans le Pignon blanco, tu as des esprits comme des hommes blancs, noirs, bruns, jaunes... la plupart du temps, ils ressemblent à notre race, à notre culture...

• *Comment choisissez-vous les icaros pour chacun d'entre nous ?*
Nous devons voir ce qui fait souffrir ce corps, quelle est son énergie... Selon les visions, si je vois des insectes, je dois chanter l'icaro de l'insecte. C'est notre vision qui nous pousse à choisir l'icaro...

• *Avez-vous toujours l'impression de voir juste ?*
Oui, je ne me trompe pas. Je ne le dis pas à la personne sinon elle serait trop préoccupée. Je ne dis pas ce que je vois, mais je le nettoie. Au début, je le disais, mais les personnes avaient vraiment peur. Donc maintenant, même si vous insistiez pour savoir, je ne vous le dirais pas.

• *Comment se fait la transmission des savoirs ?*
Elle se fait directement et oralement, de plante à homme. Tous les chamanes n'ont pas les mêmes connaissances, car cela dépend de leurs expériences et des plantes diétées.

• *Jusqu'à quel stade soignez-vous les cancers ?*
On peut soigner les cancers jusqu'à 5, 6 et même 7 ans. Mais au-delà, ce n'est plus possible. C'est la Boahuasca qui est utilisée.

• *Ricardo, avez-vous une spécialité ?*
Moi, c'est le chamanisme dans lequel j'inclus toutes les plantes maîtresses.

• *Vous faites une différence entre curandérisme et chamanisme ?*
Le curandero a un niveau moins élevé que le chamane qui est connecté avec tous les Esprits de la Lumière Divine, du Cosmos, de l'Eau, de la Terre, avec tous les bons esprits. Lui, il travaille avec tous ces bons esprits-là... C'est un choix personnel, on cherche la connection avec tous les Esprits saints, Divins et on fait leur diète...

• *Connaissez-vous les plantes européennes ?*
Très peu, j'en connais six ou sept...

• *Y-a-t'il une différence de réactivité entre les soins faits aux hommes et ceux faits aux femmes ?*
Non, on les voit tous pareils, c'est la même guérison, il n'y a aucune différence. Ils réagissent de la même manière. Nous, on guerroie contre leurs énergies obscures.

• *Communiquez-vous avec les morts ?*
Non. S'ils se présentent et qu'ils ont besoin d'aide, je les aide et je les envoie vers la Lumière, mais sinon, je ne communique pas avec eux. J'ai connu un Français, Jean, qui est décédé. Il est ensuite revenu ici dans la maloca. Il m'a demandé de l'aider. Alors j'ai travaillé tous les pêchés de sa vie et ensuite je l'ai envoyé vers la Lumière. Il ne voulait pas, il voulait rester avec nous, rentrer dans mon corps. Je ne l'ai pas laissé entrer et je l'ai envoyé vers la Lumière.

• *Considérez-vous que les quinze jours de traitement soient suffisants en ce qui nous concerne tous?*
Non, le minimum c'est trois semaines à un mois. Mais quand les personnes s'en vont, nous savons où ils en sont restés. Et lorsqu'ils reviennent, nous savons exactement où reprendre. Il faut au moins deux séjours. Le plus gros travail c'est celui du mental, de l'ego et de la colère. La médecine Shipibo-Conibo travaille sur cela.

• *Comment est considérée au Pérou la médecine Shipibo-Conibo ?*
Très bien. Ici, c'est reconnu, à travers le curanderisme et le chamanisme. Il y a environ 23 ou 24 chamanes ici au Pérou qui sont reconnus par le peuple. Même le Président se fait soigner par l'Ayahuasca.

• *Travaillez-vous à distance ?*
Oui, je travaille avec des gens aux Etats-Unis, au Portugal, au Canada, en Allemagne. Je peux me connecter avec la personne, mais pas avec les chitanas. Je me connecte avec la bonne médecine, la prière ; les gens sont contents. Je peux aider les gens que je connais déjà sinon, il faut m'indiquer le nom complet, l'adresse, la ville, le pays.

• *Est-il indiscret de vous demander le nombre de plantes que vous avez diétées ?*
Environ 35.

• *Peut-on diéter plusieurs plantes en même temps ?*
Oui, 15 ou 20 plantes.

• *Combien de temps a duré votre diète ?*
Elle a duré deux ans et six mois. J'ai appris en diétant et en travaillant avec les gens.

Transmission d'informations sur les diètes

"Il y a différents types de diètes. La diète pour apprendre la médecine dure 6 mois ou un an. Il y a également une autre diète, une diète simple pour se connecter à la plante. Cette diète dure 12 ou 15 jours pour la guérison. Pour la guérison du corps, il est possible de la faire plus longtemps. La diète que nous faisons en ce moment c'est pour mettre de la lumière dans notre corps afin de nous aider. La véritable diète implique des restrictions : suppression du sel, du sucre, de la viande, de l'alcool, huile, miel, épices, drogues, etc. Le but de la diète est de renforcer la connection avec l'Esprit des plantes en revenant à une alimentation de base, même en supprimant les œufs pour diéter certaines plantes qui ne les aiment pas.
Concernant la diète, le plus dur pour les personnes, c'est surtout le sel, le sucre, le sexe et les épices. Mais une personne déterminée n'a pas de problème car elle est prête. Voilà pour ce qui concerne la diète dans notre culture Shipibo : si on transgresse, ça balaie la connection à la plante et toutes les connaissances. Si je veux apprendre et que je mange du sel, je n'apprendrai pas. Le symptôme principal de la diète, c'est la perte de poids, presque d'avoir la peau sur les os. L'esprit, lui, est renforcé avec une grande connection. Là, c'est pour les diètes d'apprentissage. Pour les diètes d'une douzaine de jours, c'est pour permettre une connection avec les plantes pour qu'elles puissent vous aider... La diète est très importante dans le sens où elle nous permet d'envisager le futur différemment. Cela aura un impact sur le plan social, affectif, sur le plan de votre santé physique, psychique. Quand on fait des études universitaires, on le fait trois ans, cinq ans... Quand on diète, cette diète permet l'apprentissage toute la vie... le champ de connaissances est tellement vaste que cela s'arrête à la mort. Pour acquérir ces connaissances, la diète est nécessaire. Il n'y a pas d'autre solution. La diète nous apporte de la Lumière, nous connecte à l'Amour, elle permet d'ouvrir le cœur, de se relier aux Esprits de la Terre, aux Elémentaux. La diète ouvre sur la connaissance universelle. Moi, je ne tiens pas à cacher ma connaissance, au contraire... J'ai formé neuf curanderos (US, Europe, etc.) et ils ont reçu les énergies de guérison. Je suis là pour les soutenir, les aider, pour veiller au bon déroulement de la diète et pour la redresser si nécessaire et j'aide les personnes pour leur connection aux Esprits de la Terre, du Cosmos également."

Intervention dans l'assistance :

(Claudine) *Lorsqu'une personne est dans l'ouverture du cœur, elle attirera quelqu'un qui, a priori, vibre aussi au niveau du cœur ; elle aura donc la possibilité d'avoir des relations sexuelles privilégiées, vibratoirement nourrissantes et favorisant son élévation spirituelle... Doit-elle continuer la diète de sexe et se priver de cette opportunité de développement, car la sexualité est une des portes d'entrée du développement spirituel ?*
Ricardo : pour la sexualité, ce qui est très important c'est la pureté de l'intention que vous mettez dans le sexe, sans cela, vous perdrez la connection à l'Ayahuasca.

S'adressant au groupe pour clore la séance :

Pour ceux qui font une diète de 6 mois ou un an, il faut un à deux mois pour se remettre à une alimentation normale et y aller très progressivement, pas à pas car l'estomac rétrécit. Durant cette période, il ne faut pas de laitages et d'épices. Vendredi, nous allons fermer les diètes pour protéger ce qui vous a été donné. Cela protègera les enseignements reçus. Dès samedi, vous pourrez reprendre une vie normale avec mesure, en ne prenant pas d'alcool avant une quinzaine de jours et en supprimant la viande de porc. Si vous consommez de l'alcool au point d'avoir une ivresse ou de la viande de porc, vous perdrez la connection à l'Ayahuasca comme pour la sexualité impure. La pureté d'intention est importante.

(Jean) : *La diète de deux semaines est-elle moins stricte que celle d'une année ?*
Ricardo : En deux semaines, on peut faire encore une diète plus stricte (pas d'œufs ni de poissons) pour faciliter la connection.

(Marie-Pierre) : *Faut-il arrêter tout ce qui est à base de porc ou est-ce seulement pendant les diètes ?*
Ricardo : Personnellement, en tant que guérisseur, je ne peux pas manger cette viande ou alors elle me fait perdre toute ma médecine, mes visions, ma connection avec l'Ayahuasca. L'énergie du porc n'est pas compatible avec celle du guérisseur. Si j'en mange avant une cérémonie, je peux en mourir. Dans deux ou trois mois, vous pourrez en manger, bien que cela ne soit pas souhaitable car cela vous fera perdre la connection. En Alle-

magne, il y a des hommes médecine, ils ne prennent pas de porc non plus. Ceux qui en prennent, au moment où ils prennent l'Ayahuasca, ils pleurent beaucoup et ils vomissent tout le temps.

(Françoise) : *Si on a eu un comportement qui a cassé la connection, comment reprendre cette connection ?*
Ricardo : Comme quand tu manges du porc, tu perds la connection. Après, il faut revenir ici. Ce type de médecine est très difficile à apprendre car ça demande une discipline et une rigueur hors du commun. C'est une vocation, un appel. Tout le monde ne peut pas faire ça...

(Claudine) : *Est-il possible de faire une diète de plantes-maîtresses d'un an, au loin, en France ?*
Ricardo : Pour apprendre des plantes amazoniennes, il faut faire la diète ici. Si des personnes décident de diéter des plantes de leur pays ou de leur région, ils le peuvent et il faut se faire aider d'un chamane sur place qui aidera à redresser la diète de plante. Pour ceux qui veulent apprendre la médecine amazonienne, il faut venir ici.

*
* *

Conclusion

Je me rends compte que nous avons pu, tous ensemble, bénéficier d'enseignements très intéressants et d'un accompagnement personnalisé exceptionnel. Je me suis sentie profondément reliée à l'Ayahuasca et cela a été une expérience majeure par son accès à l'inconscient, sa capacité à identifier les problématiques mais aussi le dégagement des mémoires cellulaires...

Plusieurs aspects n'ont pas été abordés dans ce livre, mais je vais évoquer celui du temps qui s'écoule entre les cérémonies, ce qui s'y fait, ce qui s'y dit. Lorsque les cérémonies se terminent, plusieurs des participants restent dans la maloca. Certains jouent de leur instrument de musique, d'autres échangent sur les expériences vécues et d'autres dorment là toute la nuit. Le matin, le rendez-vous du petit-déjeuner est important. Il y a une ambiance festive. Les joyeux drilles rient à gorge déployée en racontant leurs expériences extraordinaires de la veille tandis que d'autres sont consternés, effarés. Certains participants barbouillés, livides et épuisés, ont des cernes sous les yeux et restent silencieux, le nez dans leur assiette. Deux ou trois personnes arrivent beaucoup plus tard, cherchant la solitude, évitant de s'agréger au groupe et réitérant à l'heure du déjeuner et du dîner. Souvent, le petit déjeuner se prolonge tard dans la matinée, gardant ainsi quelques personnes assises autour de la table à deviser gaiement. Les reformulations successives du vécu ont leur importance, elles permettent d'élaborer psychiquement, en se confrontant à l'analyse de la situation par chacune des personnes présentes. Ces échanges, comparaisons, inductions et confrontations sont enrichissants.

Des petits groupes se forment ensuite et se dispatchent dans les espaces dédiés. Il m'est arrivé, plusieurs fois durant le séjour, d'être sollicitée pour des séances thérapeutiques informelles, lesquelles ont lieu dans un endroit discret, parfois dans les chambres, dans les hamacs situés dans la coursive circulaire extérieure de la maloca ou bien sur les bancs de la maison de médecine. Là, les expériences vécues sont analysées, les problématiques sous-jacentes mises à jour, les lignes directrices tracées, les actes réparateurs évoqués et parfois planifiés induisant même des changements de vie à venir (ce qui, d'ailleurs, n'a pas manqué d'advenir).

Toutes les dimensions de l'être y sont abordées, physique, émotionnelle, mentale, karmique, transgénérationnelle, spirituelle, énergétique. Ce que nous avons tous vécu là, c'est une initiation. Nous ne serons plus jamais les mêmes. Il y a un avant et un après. Certains ont vécu un processus de mort symbolique conduisant à une renaissance... à eux-mêmes, à autre chose. Les égos surdimensionnés ont été très malmenés par l'Ayahuasca, c'est un fait. Les colères refoulées, les aigreurs dissimulées et les critiques acerbes ont fusé, ont transpiré, ont suinté. Et les masques sont tombés... Les thérapeutes sont censés être des chercheurs qui sont leur propre objet d'observation, avant même de penser à observer les autres. L'Ayahuasca a mis une lentille grossissante pour l'occasion, histoire de le rappeler... cela n'a pas été du goût de tout le monde mais, au moins, les faux semblants ne sont plus de mise. Il n'y a pas de place dans la maloca pour l'évitement, le petit mensonge et la supercherie. La vérité, rien que la vérité. On ne triche pas avec l'Ayahuasca. Que d'inconfort pour certains mais que de libération aussi. Des charges émotionnelles ont été évacuées chez chacun d'entre nous. Le fait de recueillir tous les témoignages des participants et aussi le fait d'avoir eu, en parallèle, quelques entretiens individuels avec eux m'a permis de voir que beaucoup de choses avaient été tues, portant notamment sur le changement de certaines représentations, la compréhension et la résolution de problématiques relationnelles ou familiales, le sens de leur rôle de thérapeute dans la société, leur évolution spirituelle. La fierté, l'orgueil et le contrôle ont la dent dure. La limite de cette expérience qui consiste à recueillir les témoignages de chacun et même les retours d'expériences quatre et dix-huit mois après se heurte donc à la capacité qu'ont les personnes à se dévoiler sans rien cacher, se mettre vraiment à nu. La tendance générale a été de ne montrer que le meilleur jour, ce qui est humain. Certes, l'intimité se respecte mais, soit par manque d'esprit d'analyse, soit par manque de désir ou de disponibilité, (je vais préférer la seconde hypothèse) le regard de l'aigle n'a pas été porté. Je n'en suis pas désolée, cela fait partie des constats de cette expérience.

Tout ce travail hors normes avec la Madre et les chamanes a contribué à affiner, à exacerber ma conscience du règne végétal. Mon lien aux plantes ainsi que la perception que j'avais d'elles en tant qu'êtres intelligents s'en sont trouvés évidemment renforcés. Les indiens Shipibos-Conibos ont établi avec l'Ayahuasca un véritable partenariat. Elle est considérée par eux comme étant La Madre, la mère de toutes les plantes... Elle n'a pas volé son titre. Mère bienfaitrice, réparatrice, subtile, intelligente, compréhensive... même si la douceur n'a pas toujours été au rendez-vous, elle a été aussi cette mère pour nous.

Depuis quelques décennies, les plantes-maîtresses suscitent un intérêt croissant, tant de la part des chercheurs, des laboratoires pharmaceutiques, des thérapeutes que des patients. Les amateurs de sensations fortes ont nuit, par leurs basses motivations, à l'image de la plante et ont suscité, par leur manque de respect et de préparation ainsi que par les conséquences pénibles qui ont pu en résulter, une levée de bouclier et la mise en place d'un arsenal juridique empêchant la consommation de l'Ayahuasca sur plusieurs territoires, dont la France.

Sur le plan international, les connaissances sur les plantes s'affinent d'année en année grâce aux travaux des neurobiologistes du monde entier. Nous savons d'ores et déjà, grâce aux expérimentations et études réalisées, que les plantes ont une mémoire, ressentent, expriment et transmettent des informations, communiquent avec les plantes de la même famille, avec les plantes étrangères et avec les humains aussi... même si peu d'entre eux sont capables d'établir un tel dialogue.

M. Don José Garcia Martinez, agriculteur mexicain établit, avec les plantes cultivées par ses soins, un lien d'amour tellement fort que ses récoltes sont plus que décuplées, en qualité et en quantité. *"J'ai commencé par m'asseoir auprès des plantes, je me suis mis à les observer. Puis je leur ai demandé de m'aider. Les plantes, comme tout ce qui vit, ont une forme d'intelligence qui leur permet de communiquer avec nous, il suffit de les écouter. Parfois, pendant la nuit, je sens que mes plantes ont soif, alors je marche jusqu'à mon champ, et je les arrose jusqu'à ce qu'elles soient satisfaites.*

C'est absurde d'appliquer à la lettre les conseils d'arrosage, car, comme les hommes, chaque plante est différente. Les hommes n'ont pas tous des affinités avec les plantes, et les plantes avec les hommes. C'est une question de compatibilité, comme les rhésus sanguins entre les êtres humains. Les plantes elles-mêmes peuvent se regrouper par affinité, en fonction de leurs énergies. Par exemple, on peut marier le haricot rouge et le maïs parce que ce sont des plantes qui s'entraident." Réf : L'homme qui parle avec les plantes. Editions Clair de Terre.

Tout cela pourrait aimablement prêter à sourire sauf lorsqu'il récolte 110 tonnes d'oignons par hectare à la place des 16 tonnes observées dans l'agriculture industrielle. Il ne lasse pas les chercheurs de l'Université d'agronomie de Chapingo (Mexique) et les observateurs du Ministère de l'Agriculture qui viennent pour étudier son cas et comparer les récoltes avec les champs contigus. L'Amour est la clé mais il est difficile d'évoquer l'Amour de la plante à des personnes qui sont monocentrées sur la rentabilité. La compréhension subtile risque d'être difficile car l'Amour véritable qui vient du cœur ne peut être compris qu'avec le cœur. Le mental ne fait pas l'affaire. C'est une histoire de fréquences vibratoires.

Pour survivre, les plantes ont su établir des partenariats basés sur l'échange avec des insectes pollinisateurs, elles ont établi des stratégies de défense, de reproduction, d'adaptation. Enracinées et mobiles en même temps, elles se nourrissent de lumière, répondent à la gravité terrestre, ont des rythmes veille/sommeil. Elles sont capables d'analyser des paramètres extérieurs, de se constituer en réseau et de travailler en synergie pour survivre aux prédateurs ; elles envoient des signaux électriques, exhalent des odeurs aux mélanges chimiques complexes afin d'attirer le ou les ennemis de leurs prédateurs. Elles établissent des connections, travaillent pour le bien commun, résolvent des problèmes et trouvent des solutions... Tout un monde remarquablement complexe dont nous pourrions nous inspirer à plusieurs égards, notamment ce qui concerne l'investissement pour le bien commun et l'économie basée sur l'échange ou le don. Lors de ce voyage chez les indiens shipibos-conibos, nous avons pu expérimenter, en toutes simplicité et humilité, que les plantes étaient donc capables de nous soigner et nous faire avancer sur les plans thérapeutique et spirituel... Bref, l'intelligence végétale n'est plus à démontrer quand bien même les plantes n'ont ni muscle ni cerveau. Charles Darwin avait d'ailleurs déjà conclu à l'intelligence des plantes.
Concernant l'Ayahuasca, un Congrès a été organisé en septembre 2014, à Ibiza en Espagne, réunissant six cent cinquante personnes de plus de soixante pays, afin de discuter autour des pratiques thérapeutiques et, surtout, d'envisager une stratégie commune afin qu'elles soient mieux comprises et respectées. Un comité d'experts a donc été créé pour mettre en place une régulation des plantes ethnobotaniques psychoactives afin d'encadrer et permettre les pratiques sur un plan légal.
Les études scientifiques récentes ont démontré l'intérêt majeur que représente l'Ayahuasca dans le cadre des processus psychothérapeutiques,

grâce à la profondeur de l'introspection qu'elle suscite, l'élévation spirituelle et l'amélioration des relations interpersonnelles observées. Par ailleurs, il a été démontré que la plante ne suscite aucune dépendance et qu'elle présente un intérêt important dans le cadre du traitement des addictions et de pathologies communes.

D'ores et déjà, le regard porté sur l'Ayahuasca et son utilisation thérapeutique a donc considérablement changé. Espérons que les années à venir permettront la mise en place de pratiques encadrées sur le plan international.

Le cadeau de La Madre...

13 février 2015
Aujourd'hui, c'est mon anniversaire. Jusque là, tout va bien... En quoi cette date anniversaire a-t-elle une quelconque importance pour clore ce récit de voyage ?... Elle en a une.

Ce matin, 5h30, je suis encore allongée et sors de mon demi sommeil. Je pense qu'il me faut maintenant conclure cet ouvrage (dont le corps principal était déjà terminé fin 2013) afin d'en envoyer le tapuscrit à l'éditeur... les pensées s'enchaînent puis je vérifie ma connection à la plante...

- Madre, tu es toujours là ?
- Oui, je suis là... tu ne te préoccupes pas beaucoup de moi...
- C'est mon anniversaire aujourd'hui. Le 13... il s'en est passé des choses, le 13... le 13 février 1982, je me suis mariée... le 13 mars 1978, j'ai donné naissance à mon premier fils Vivien... Vie viens... Vie part.

Vivien... puis je repense à ce jour du 26 avril 1978 où je suis partie faire ma première séance de rééducation périnéale. Tout défile dans ma tête. Je suis partie une heure, juste une heure, rien qu'une heure. Notre bébé est dans son couffin, il dort. Je ne veux pas l'emmener dans le froid... mon mari travaille, je ne veux pas le déranger... Je téléphone à mon amie qui habite juste à l'étage du dessous... Elle a trois enfants... oui, elle veut bien le garder

le temps de ma rééducation. Je suis rassurée, il va pouvoir rester au chaud. Je pars une petite heure mais une heure trop sombre, une heure de trop. Sur le chemin du retour, à 500 mètres de la maison, j'ai un pressentiment, un atroce pressentiment... quelque chose se passe à l'intérieur de mon cœur... quelque chose qui me chamboule... un lien qui se défait... je me mets à courir de toutes mes forces, je monte les escaliers quatre à quatre et je sonne chez mon amie... C'est sa maman qui ouvre... pas un mot n'est prononcé... je regarde juste ses yeux effarés qui me confirment l'indicible puis...
- *Ils sont partis à la clinique...*
Je demande à téléphoner et compose par cœur le numéro de la clinique qui est exactement le même que celui de mon amie avec les deux derniers chiffres inversés... la standardiste que je connais bien me parle, je suis dans un brouillard...
- *Venez vite, venez vite, ils viennent d'arriver...*
Je jette le combiné et pars en courant, je ne fais pas le tour de l'immeuble, je traverse les caves... je cours à n'en plus pouvoir... A cet instant, j'ai des ailes mais plus de jambes... elles sont fatiguées, elles tremblent... elles ne me portent plus... J'arrête une voiture en chemin, je lui demande de vite me rapprocher de la clinique... je continue en courant dans la petite rue en sens interdit qui mène à la Clinique des Vallées... Je cours, je cours encore...
J'ai l'impression que mon cœur demande à sortir de mon corps tellement il frappe, tellement il gonfle... et j'arrive enfin, défaite, livide, exsangue... J'ai l'impression de n'avoir plus de sang dans les jambes...
- *Vous avez fait vite... Ils vous attendent, ils sont là dans la première pièce à droite...*
Je m'y précipite et vois mon mari, mon amie et son mari, mon obstétricien... Tout le monde pleure, les yeux rougis et gonflés. Eux aussi sont défaits.
- *Où est mon bébé ? Je veux voir mon bébé... Il est où ?*
Mon médecin ouvre la porte d'une petite pièce sombre et je vois maintenant mon petit ange à la peau diaphane, aux traits parfaits... Il dort... Non, il ne dort plus... Il est mort dans son sommeil. Mort subite du nourrisson... J'entends à peine la sentence... La porte se referme sur ma douleur. Mon cœur est brisé.

Compréhension profonde à 5h45 ce 13 février 2015,...
Je lui ai donné naissance. Je l'ai laissé une heure et il est mort.

Les notions de faute et de culpabilité, enfouies depuis 37 ans pour survivre probablement, me sautent au visage. Je me noie dans mes larmes.

- *Madre, es-tu là ?*

La Madre est là, silencieuse et bienveillante avec mes abréactions... elle m'accompagne comme toutes les autres fois dans le déroulé de mes pensées. Mes associations de pensées continuent...

Ce livre a été écrit en quelques petites semaines et ce, depuis plus d'un an maintenant, mis à part les quelques commentaires écrits ces derniers jours... Je ne l'ai envoyé qu'à une seule personne... Je le garde bien précieusement dans le ventre chaud de mon disque dur... Pourquoi ? Ma pensée se déplie et le lien se fait subrepticement avec Vivien, Vie viens, Mort vient... Si je lui donne naissance, il meurt...

Mon âme comprend, en son cœur, comment le fruit de la création a été conservé et gardé au chaud, évitant ainsi soigneusement sa mise à mort. Je comprends aussi qu'impliquer mes amis dans cette aventure permettait de réduire d'autant, pour ce bébé symbolique, le risque de trépas prématuré...

- *Ayahuasca, es-tu là ?*
- *Je suis là...*

Mes associations de pensées continuent encore... Je repense à tous les actes créateurs de ces dernières années qui n'étaient rien d'autre qu'une tentative inconsciente de rejouer encore, et encore, et toujours cette scène dévastatrice mise de côté jusqu'à ce que je la comprenne. Et là, je comprends. 37 ans à vivre avec beaucoup d'empêchements et d'auto-limitations... Il est 5h55. Il n'est jamais trop tard... Vive la vie.

- *Bon anniversaire, Claudine.*
- *Merci Madre pour ton cadeau. Aujourd'hui est un bon jour pour éditer ce livre et le laisser vivre sa vie de livre... Il ne va pas mourir mais vivre dans le cœur de chacun. Au-delà de Soi, c'est bien ça...*

Table des matières

Dédicace 9

Une expérience thérapeutique chez les Shipibos-Conibos 11

Les Shipibos-Conibos et leur médecine 15

L'aventure commence 23

Huit témoignages 29

- Claudine 31
- Nathalie 59
- Alexia 71
- Jean 83
- Françoise 97
- Raoul 107
- Marie-Pierre 116
- Sylvie 133

Informations transmises par Ricardo Amaringo 143

- L'Ayahuasca 144
- Les plantes-maîtresses 147
- Les diètes 152

Conclusion 155

Le cadeau de la Madre 159